前　言

本标准由国家中医药管理局提出并归口。

本标准起草单位：全国中医药学名词审定委员会、河南省中医药研究院、中国中医科学院、河南中医学院。

本标准主要起草人：蔡永敏、朱建平、夏祖昌、王永炎、崔瑛、朱剑飞、王洪久、邱彤、孙大鹏、杜天信、杜志谦、李蕾、闫舒瑶、张冰、崔利宏。

引　言

　　中药学是中医药学的重要组成部分，是研究中药基本理论和中药来源、产地、采集、鉴定、炮制、成分、药理、制剂、功效，以及临床应用等知识的一门学科。随着现代科学的发展，中药学分化形成了临床中药学、药用植物学、中药鉴定学、中药炮制学、中药化学、中药药理学、中药药剂学等多个学科。

　　为了促进中药学学术交流和学术发展，促进中药现代化，满足中医药科研、教学、临床、管理、出版、学术交流，以及中药生产加工、流通和应用等对中药学术语的需求，有必要按照中药学的概念体系，建立统一、科学的中药学基本术语标准。

　　本标准收录了中药学 989 个基本术语（其中综合部分包括一般概念、中药采集、中药贮藏、中药鉴定、中药炮制、中药性能、中药功效、中药配伍、用药禁忌、中药用法等 10 类 302 个，药名部分包括矿物药、植物药、动物药等 3 类 687 个），选词以常用的、基础的为重点；与其他学科有交叉者，则以收录中药学特有的术语为原则；民族药非以中医理论为指导而应用者未予收录。

　　本标准部分术语正名下列有中文别称，供使用术语正名时参考。

综合部分

1 范围

本标准界定了中药学一般概念及中药采集、贮藏、鉴定、炮制、性能、功效、配伍、禁忌、用法等 10 类 302 个基本术语。

本标准适用于中医药科研、教学、临床、管理、出版、学术交流，以及中药生产加工、流通、应用等领域。

2 一般概念

2.1

中药学 Chinese pharmacy

研究中药基本理论和中药来源、产地、采集、鉴定、炮制、成分、药理、制剂、功效，以及临床应用等知识的一门学科。

2.1.1

中药鉴定学 Chinese medicinal identification

研究中药鉴定方法和质量标准的中药学科。

2.1.2

中药炮制学 Chinese medicinal processing

研究中药炮制理论、工艺、规格标准等的中药学科。

2.1.3

临床中药学 clinical traditional Chinese pharmacy

研究中药基本理论、功效及临床应用等的中药学科。

2.2

中药 Chinese medicinal

在中医理论指导下应用的药物。

2.2.1

中药材 Chinese medicinal material

药用植物、动物、矿物的药用部分采收后经产地初加工形成的原料药材。

2.2.1.1

道地药材 genuine medicinal material

特定产地的特定品种，且质量、疗效优良的中药材。

2.2.2

饮片 processed Chinese medicinal

中药材经过炮制，可直接供中医临床或制剂生产使用的处方药品。

2.2.3

中成药 Chinese patent medicinal

以饮片为原料，在中医药理论指导下，经药品监督管理部门批准，按规定的处方和制法批量生产，具有特定名称，并标明功能主治、用法用量和规格，可供直接使用的药品。

3 中药采集

3.1

采收期 harvest period

采集药用动、植物的适宜时期。

3.1.1

萌发期 germination period

植物发芽的阶段。

3.1.2

枯萎期 wilting period

植物失去水分或失去生机的阶段。

3.2

药用部位 medicinal part

动、植、矿物可以作为中药使用的部分。

3.2.1

根 root

维管植物的营养器官之一。由胚根发育而来的植株体轴地下部分。

3.2.1.1

主根 main root

母根

植物最初生长出来的根。由种子的胚根直接发育而来。

3.2.1.2

侧根 lateral root

主根侧面生出的分枝。

3.2.1.3

纤维根 fibrous root

须根

侧根上生出的分枝。

3.2.1.4

块根 root tuber

由侧根或不定根肥大形成的块状变态根。

3.2.1.5

根皮 root bark

植物根形成层以外的部分。主要包括韧皮部和周皮。

3.2.2

茎 stem

植物联系根和叶的营养器官。通常生长在地面以上，其上着生叶、花和果实。具有节和节间。

3.2.2.1

芽 bud

尚未发育的枝、花或花序。即枝、花或花序尚未发育前的原始体。

3.2.2.2

枝 branch

着生叶和芽的茎。

3.2.2.3

草质茎 herbaceous stem

质地柔软，木质部不发达的茎。

3.2.2.4

肉质茎 succulent stem

质地柔软多汁，肉质肥厚的茎。

3.2.2.5

棘刺 thorn

由腋芽发育而成的刺状变态茎。

3.2.2.6

根茎 rhizome

植物的根状地下变态茎。

3.2.2.7

块茎 tuber

肉质肥大呈不规则块状的地下变态茎。

3.2.2.8

鳞茎 bulb

具肉质鳞叶的地下变态茎。

3.2.2.9

树皮 tree bark

木本植物茎的维管形成层以外的部分。

3.2.2.10

木材 wood

木本植物茎的维管形成层以内的部分。

3.2.2.10.1

心材 heartwood

木材横切面靠近髓颜色较深、质地较坚固的部分。

3.2.2.11

茎髓 stem pith

位于植物茎的中心由基本分生组织产生的薄壁细胞组成的部分。

3.2.3

叶 leaf

维管植物的营养器官之一。由植株顶芽或侧芽茎尖顶端分生组织周缘区发生的叶原基生长和分化形成。一般由叶片、叶柄、托叶三部分组成。

3.2.3.1

叶柄 petiole

叶片和茎相连接的部分。具有支持叶片的作用。一般呈类圆柱形、半圆柱形或稍扁平。

3.2.4

花 flower

种子植物特有的繁殖器官。是由花芽发育而成的节间极度缩短、适应生殖的一种变态短枝。一般由花柄、花托、花萼、雄蕊群、雌蕊群等部分组成。

3.2.4.1

花柄 anthocaulus

茎与花的连接部分。

3.2.4.2

花托 receptacle

花柄顶端稍膨大的部分。花各部着生其上。

3.2.4.3

花萼 calyx

花内萼片的总称，位于花的最外层。

3.2.4.3.1

宿萼 persistent calyx

宿存萼

果期仍存在并随果实一起增大的花萼。

3.2.4.4

雄蕊 stamen

着生于花托或花冠上产生花粉的结构。一般由花丝和花药（由花粉囊组成）两部分组成。

3.2.4.5

花粉 pollen

雄蕊花粉囊内产生的粉状体。种子植物繁殖器官的组成部分之一，由花粉母细胞形成。

3.2.4.6

雌蕊 pistil

位于花的中心，由一个或两个以上心皮形成的结构。一般由子房、花柱、柱头三部分组成。

3.2.4.6.1

子房 ovary

雌蕊基部膨大的部分。

3.2.4.6.2

花柱 stylus

子房和柱头的连接部分。

3.2.4.6.3

柱头 stigma

雌蕊顶端接受花粉的部分。

3.2.4.7

花蕾 bud

尚未开放的花。

3.2.4.8

花序 inflorescence

花按一定方式着生在花轴上形成的结构。

3.2.5

果实 fruit

被子植物的花经传粉、受精后，由雌蕊的子房或花的其他部分参加而形成的具有果皮及种子的器官。

3.2.5.1

种子 seed

种子植物的胚珠受精后长成的结构。

3.2.5.1.1

种皮 seed coat

种子的外皮。由珠被发育而成，具有保护种子内胚和胚乳的作用。

3.2.5.1.2

种仁 seed kernel

种子脱去种皮余下的部分。主要包括胚和胚乳。

3.2.5.1.3

胚根 radicle

种子植物胚的主要组成部分之一。正对着种孔，将来发育成主根。

3.2.5.2

果皮 pericarp

果实由子房壁发育而成的包被着种子的部分。

3.2.5.3

聚花果 multiple fruit

由整个花序发育成的果实。

3.2.5.4

颖果 caryopsis

果皮与种皮紧密结合不能分离，具 1 粒种子的闭果。

3.2.6

全草 whole herb

茎内木质部不发达，木质化细胞较少的植物的整体。

3.2.7

菌丝体 mycelium

由许多菌丝相互交错组成的真菌营养体。

3.2.7.1

子实体 fruit body

菌丝体变态形成的菌丝组织体。为高等真菌在生殖期所形成的，有一定形状和结构，能产生孢子的菌丝体。

3.2.7.2

菌核 sclerotium

菌丝体变态形成的菌丝组织体。为真菌在繁殖期或在不良环境条件下，其菌丝相互紧密地交织在一起形成的颜色深、质地坚硬的核状体。

3.2.8

孢子 spore

植物无性繁殖的生殖细胞。

3.2.9

叶状体 thallus

无根、茎、叶分化的植物体。

3.2.10

树脂 resin

植物体内的正常代谢产物，或被割伤后的分泌产物。

3.3

采收方法 collecting technique

采收中药时按要求所采取的技术措施。

3.3.1

环状剥皮 girdling

在不损伤木质部和形成层的前提下，在活树上绕树干一周剥离树皮，创口愈合长出新的树皮后，经过一定时期再重复剥皮的采收方法。

4 中药贮藏

4.1

对抗同贮 counteractive storage

利用中药所含的成分或性能之间的差异，将两种或两种以上的中药贮藏在一起，使之产生相互对抗，从而防止虫蛀或霉变的贮藏方法。

4.2

气调养护 air regulated storage

气调贮藏

人为地将中药库房中的氧气、二氧化碳、氮气等调节到适宜的比例，从而达到杀虫、防虫、防霉目的的贮藏方法。

4.3

气幕防潮 moisture proof by air screen

利用装在中药库房门上的气帘等装置，以防库内冷空气排出库外、库外潮热空气侵入库内，从而达到药材防潮目的的贮藏方法。

4.4

虫蛀 infestation

中药在贮藏保管过程中被仓虫蛀蚀而受损或变质的现象。

4.5

霉变 mildewing

中药在贮藏保管过程中滋生霉菌而变质的现象。

4.6

泛油 oil leaching

走油

中药在贮藏保管过程中所含油分溢出表面，呈油浸润状态，质地返软、发黏、颜色变深，并发出油败气味的现象。

4.7

泛糖 sugar leaching

中药在贮藏保管过程中所含糖分、可溶性物质及易分解成分，溢出或溶解于表面，呈油渍状或发黏，质变软，色泽变深黯，味变酸败的现象。

4.8

潮解 deliquescence

中药在贮藏保管过程中吸收水分，表面慢慢溶化成液体状态的现象。

4.9

风化 efflorescence

某些含有结晶水的矿物类中药在贮藏保管过程中暴露于比较干燥的空气中，日久逐渐失去结晶水，而成为粉末状态的现象。

5 中药鉴定

5.1

来源鉴定法 origin identification

基原鉴定法

应用植（动、矿）物分类学等方面的知识，对中药的来源进行鉴别，以确定其正确的学名，保证应用品种准确无误的鉴定方法。

5.1.1

原植物鉴定 plant idetification by taxonomy

应用植物的分类学知识鉴别植物类中药的生物学来源、确定其学名的鉴定方法。

5.1.2

原动物鉴定 animal idetification by taxonomy

应用动物的分类学知识鉴别动物类中药的生物学来源、确定其学名的鉴定方法。

5.1.3

原矿物鉴定 original mineral identification

应用矿物的分类学知识鉴别矿物类中药的矿物学来源、确定其学名的鉴定方法。

5.2

性状鉴定法 macroscopic identification

应用眼观、手摸、鼻闻、口尝等方法，对中药的外观性状特征进行鉴别，以确定其真伪和优劣的鉴定方法。

5.2.1

芦头 remained rhizome in root top

根类药材顶端残留的短缩根茎。

5.2.2

芦碗 bowl – shaped dent

芦头上凹窝状的枯茎茎痕。

5.2.3

车轮纹 wheel – shaped radial texture

药材断面呈车辐状的放射纹理。

5.2.4

砂眼 hole – shaped small dent

药材表面空穴状或盘状的小凹坑。

5.2.5

菊花心 chrysanthemum – shaped radial texture

药材断面中心部类似菊花瓣状的放射纹理。

5.2.6

朱砂点 cinnabar – colored dot

药材断面橙黄或棕红等颜色的油点。

5.2.7

蚯蚓头 earthworm – head – shaped annulation

根类药材有明显密集环纹的根头部。

5.2.8

金井玉栏 white phloem with yellow xylem

根类药材断面皮部呈类白色，中间形成层环呈浅棕黄或棕色，木质部呈黄色或淡黄色的色泽特征。

5.2.9

星点 star – shaped dot of rhubarb

大黄断面髓部由异型维管束所形成的星状小点。

5.2.10

锦纹 brocade – colored texture of rhubarb

大黄黄棕色至红棕色的表面呈现的类白色网状纹理。

5.2.11

云锦花纹 cloud – shaped texture of cloudy floss

何首乌断面的花朵状纹理。

5.2.12

罗盘纹 compass – shaped annulation of pokeberry root

商陆断面上隆起形成的凹凸不平的同心性环纹。

5.2.13

过桥 bridge – shaped rootstock of gold thread

黄连根茎节间表面平滑如茎杆的形状特征。

5.2.14

铁线纹 wireline – shaped striation of wild ginseng

野山参主根上部表面紧密而深陷的环状横纹。

5.2.15

珍珠疙瘩 pearl – shaped verruca of wild ginseng

野山参须根上明显的疣状突起。

5.2.16

枣核艼 jujube – seed – shaped adventive root of wild ginseng

野山参形似枣核的不定根。

5.2.17

黄马褂 yellow – mandarin – jacket – colored patch of red ginseng

红参表面的不透明暗褐色斑块。

5.2.18

狮子盘头 tuberculate stem scar of tangshen

党参头部密布疣状突起茎痕（顶端呈凹下圆点状）的特征。

5.2.19

怀中抱月 crescent – shaped scale leaf of tendrilleaf fritillary bulb

松贝外层鳞叶2瓣，大小悬殊，大瓣紧抱小瓣，未抱部分呈新月形状的特征。

5.2.20

马牙嘴 horse – tooth – shaped scale leaf of tendrilleaf fritillary bulb

炉贝形似马牙，顶端略尖呈开口状，内露细小鳞叶及心芽的特征。

5.2.21

虎皮斑 tiger – skin – shaped spot of tendrilleaf fritillary bulb

炉贝表面的棕色斑点。

5.2.22

金包头 buff stem scar of anemarrhena

未剥去外皮的知母顶端浅黄色的叶痕及茎痕。

5.2.23

鹦哥嘴 parrot – mouth – shaped bud of gastrodiae tuber

天麻顶端红棕色至深棕色的干枯芽苞。

5.2.24

白颈 ring – shaped clitellum of earthworm

广地龙第 14～16 环节似戒指状的生殖环带。

5.2.25

翘鼻头 rostral side of long – noded pit viper

蕲蛇呈三角形而扁平、吻端向上的头部特征。

5.2.26

佛指甲 triangular scutellum of long – nosed pit viper

蕲蛇尾部的三角形深灰色角质鳞片。

5.2.27

方胜纹 v – shaped stripe of long – nosed pit viper

蕲蛇背部两侧黑褐色与浅棕色相间组成的菱形斑纹。

5.2.28

连珠斑 black spot of long – nosed pit viper

蕲蛇灰白色腹部的黑色类圆形斑点。

5.2.29

骨钉 nipple – shaped protuberance of antler

鹿角中、下部常具的疣状突起。

5.2.30

乌金衣 black bright coat of cow – bezoar

牛黄表面挂的一层黑色光亮薄膜。

5.2.31

通天眼 pore of antelope horn

羚羊角无骨塞部分的中心一条隐约可辨直通角尖的细孔。

5.2.32

钉头 nipple – shaped protuberance of hematite

赭石表面的圆形乳头状突起。

5.2.33

松泡 soft crack

药材质轻而松，断面多裂隙的性状特征。

5.2.34

挂甲 dyeing nails with bezoar powder

胆黄（牛黄药材的一种）少量，加清水调和，涂于指甲上，能将指甲染成黄色的鉴别特征。

5.3

显微鉴定法 microscopic identification

利用显微镜、显微技术及显微化学等方法，对中药的切片、粉末、组织、细胞或内含物等进行鉴别，以确定其真伪和优劣的鉴定方法。

5.4

理化鉴定法 physical and chemical identification

利用物理或化学的方法，对中药的有效成分、主要成分或特征性成分进行定性或定量分析，以确定其真伪和优劣的鉴定方法。

5.5

生物鉴定法 biological identification

利用药效学和分子生物学等有关技术，对中药的品种和质量进行鉴别的鉴定方法。

6 中药炮制

6.1

炮制 processing

根据中医药理论，依照辨证用药需要和药物自身性质，以及调剂、制剂的不同要求，将中药材加工成饮片时所采取的一系列制药技术。

6.2

净制法 purifying

中药材在切制或调配、制剂前，为了选取规定的药用部分，除去非药用部分、质变部分及杂质，使其达到净药材质量标准，而采用的挑选、筛选、风选、水选等一类炮制方法的总称。

6.2.1

挑选 sorting

将中药材中的非药用部分、质变部分及杂质挑拣除去，或分离作用不同的药用部分，或将中药材按大小、粗细分类选出的净制方法。

6.2.2

筛选 screening

利用中药材与杂质的体积大小不同，用筛或罗筛去混在药材中的杂质，或将药物按大小用筛分开的净制方法。

6.2.3

风选 winnowing

利用中药材与杂质的比重不同，借风力除去杂质的净制方法。

6.2.4

水选 water separation

通过水洗或漂，除去中药材中杂质的净制方法。

6.2.4.1

洗法 washing

将中药材放入清水中快速洗涤，除去其表面附着的泥沙或其他杂质的净制方法。

6.2.4.2

漂法 rinsing

将中药材放入大量清水中浸渍一定时间，并多次换水，除去其杂质以及毒性、盐分、腥味等的净制方法。

6.3

润法 moistening

在不损失药效的前提下，采用适宜方法，使经过清水或其他液体处理过的中药材保持湿润状态，外部的液体徐徐渗透到内部，达到内外湿度一致的炮制方法。

6.3.1

洗润 moistening by rinsing

将中药材投入清水中快速洗涤，除去杂质后迅即捞出，令其湿润软化的润法。

6.3.2

浸润 moistening by immersion

用定量清水或其他溶液浸渍中药材，经常翻动，使水分缓缓渗入内部，以"水尽药透"为度的润法。

6.3.3

淋润 moistening by showering

用清水浇淋中药材，令其清洁并湿润软化的润法。

6.3.4

泡润 moistening by soaking

将中药材投放入清水中，浸泡一定时间后捞出，令其湿润软化的润法。

6.3.5

闷润 moistening by brewing

伏润

将经过水或其他液体辅料处理过的中药材装入缸（坛）等容器内，使其在基本密闭条件下达到内外软硬一致的润法。

6.3.6

露润 moistening by dew

将中药材摊放于湿润而垫有篾席的土地上，使其自然吸潮回润软化的润法。

6.4

切制法 cutting

将中药材净制、软化后切成一定规格的片、丝、块、段等的炮制方法。

6.5

炒法 parching

将中药材净制或切制品置炒制容器内，加辅料或不加辅料，用不同火力加热，并不断搅拌或翻动，使之达到一定程度的炮制方法。

6.5.1

清炒 plain parching

不加任何辅料的炒法。

6.5.1.1

炒黄 parching to yellow

用文火或中火加热，炒至中药材净制或切制品表面呈黄色或较原色稍深，或发泡鼓起，或爆裂，并逸出固有气味的炒法。

6.5.1.2

炒焦 parching to brown

用中火或武火加热，炒至中药材净制或切制品表面呈焦黄或焦褐色，内部颜色加深，并具有焦香气味的炒法。

6.5.1.3

炒炭 parching scorch

用武火或中火加热，炒至中药材净制或切制品表面呈焦黑色或焦褐色，内部呈棕褐色或棕黄色的炒法。

6.5.2

麸炒 parching with bran

将中药材净制或切制品用麦麸拌炒的炮制方法。

6.5.3

米炒 parching with rice

将中药材净制或切制品用米拌炒的炮制方法。

6.5.4

土炒 parching with cooking stove earth

将中药材净制或切制品用灶心土拌炒的炮制方法。

6.5.5

砂炒 parching with sand

将中药材净制或切制品置于已加热的河砂中掩埋翻炒的炮制方法。

6.5.6

蛤粉炒 parching with clam powder

将中药材净制或切制品置于已加热的蛤粉中掩埋翻炒的炮制方法。

6.5.7

滑石粉炒 parching with talcum powder

将中药材净制或切制品置于已加热的滑石粉中掩埋翻炒的炮制方法。

6.6

炙法 stir – frying with liquid adjuvant

将中药材净制或切制品，加入一定量的液体辅料拌润同炒，使辅料逐渐渗入药物内部的炮制方法。

6.6.1

酒炙 stir – frying with wine

将中药材净制或切制品，加入一定量的黄酒拌匀，闷透，置炒制容器内，用文火炒至规定程度时，取出，放凉的炮制方法。

6.6.2

醋炙 stir – frying with vinegar

将中药材净制或切制品，加入一定量的米醋拌匀，闷透，置炒制容器内，或边炒边喷米醋，炒至规定程度时，取出，放凉的炮制方法。

6.6.3

盐炙 stir – frying with salt

将中药材净制或切制品，加入一定量的食盐水溶液拌匀，闷透，置炒制容器内，或边炒边喷食盐水溶液，用文火炒至规定程度时，取出，放凉的炮制方法。

6.6.4

姜炙 stir－frying with ginger juice

将中药材净制或切制品，加入一定量的姜汁拌匀，闷透，置炒制容器内，用文火炒至规定程度时，取出，晾干的炮制方法。

6.6.5

蜜炙 stir－frying with honey

将中药材净制或切制品，加入一定量烯释后的炼蜜拌匀，闷透，置炒制容器内，用文火炒至规定程度时，取出，放凉的炮制方法。

6.6.6

油炙 stir－frying with oil

将中药材净制或切制品，加入已放置并加热的定量食用油脂锅内，拌匀，用文火炒至规定程度时，取出，摊开，放凉的炮制方法。

6.7

煅法 calcining

将中药材净制品置耐火的容器内或直接置于无烟炉火（或煅药炉）上高温烧煅，使其烈性降低，质地酥脆，易于粉碎的炮制方法。

6.7.1

明煅 open calcining

将中药材净制品直接放置在无烟炉火上或装于适宜的耐火容器内，不隔绝空气煅烧至酥脆或红透，易于碾碎的炮制方法。

6.7.2

煅淬 quenching

将中药材净制品按明煅的方法煅烧至红透后，迅速投入冷水或规定的液体辅料中骤然冷却淬酥的炮制方法。

6.7.3

扣锅煅 hermetic calcining
暗煅

将中药材净制品置于密封的耐火容器内，使之在高温缺氧条件下煅烧成炭的炮制方法。

6.8

煨法 roasting

将中药材净制或切制品，以规定的辅料包裹或隔层分放，或与麦麸同置炒制容器内，加热至规定程度时，取出，放凉的炮制方法。

6.8.1

面裹煨 roasting with dough

将中药材净制或切制品用湿面包裹，置于加热的滑石粉等辅料中，翻埋加热至规定程度的煨法。

6.8.2

隔纸煨 roasting with oil－absorbing paper

将中药材净制或切制品用吸油纸均匀地隔层分放，加热至药物所含油质渗透到纸上的煨法。

6.9

烘焙法 baking

将中药材净制或切制品用文火直接或间接加热，使之充分干燥的炮制方法。

6. 10

干馏法 dry distillation

将中药材净制品置适宜的容器内，以火烧灼，使之产生汁液的炮制方法。

6. 11

蒸法 steaming

将中药材净制或切制品置适宜的蒸制容器内，用蒸汽加热至规定程度时，取出，干燥的炮制方法。

6. 11. 1

清蒸 plain steaming

不加任何辅料的蒸法。

6. 11. 2

酒蒸 steaming with wine

将中药材净制或切制品加酒拌匀，置于适宜容器内蒸制的炮制方法。

6. 11. 3

醋蒸 steaming with vinegar

将中药材净制或切制品加醋拌匀，置适宜容器内蒸制的炮制方法。

6. 11. 4

盐蒸 steaming with salt

将中药材净制或切制品加盐水拌匀，置适宜容器内蒸制的炮制方法。

6. 12

炖法 stewing

将中药材净制或切制品加入液体辅料，置适宜的容器内，密闭，隔水或用蒸汽加热至辅料完全被吸尽时，放凉，取出，干燥的炮制方法。

6. 12. 1

酒炖 stewing with wine

将中药材净制或切制品加酒拌匀，置于适宜容器内炖制的炮制方法。

6. 13

煮法 decocting

将中药材净制品加定量清水或规定的辅料共置适宜容器内，加热煮至切开内无白心时，取出，干燥的炮制方法。

6. 13. 1

醋煮 decocting with vinegar

将中药材净制品加定量的醋与水，共置适宜容器内煮制的炮制方法。

6. 13. 2

盐水煮 decocting with salt water

将中药材净制品加定量的食盐与清水，共置适宜容器内煮制的炮制方法。

6. 13. 3

矾水煮 decocting with alum water

将中药材净制品与白矾加水溶化后的溶液，共置适宜容器内煮制的炮制方法。

6. 14

焯法 short – term decocting

将中药材净制品置沸水中短暂浸煮，旋即取出的炮制方法。

6. 15

复制法 repeated processing

将中药材净制品加入一种或数种辅料，按规定操作程序，反复炮制至规定程度的炮制方法。

6. 16

制霜法 crystallizing

中药材净制品经过加工制成粉末、结晶或粉渣的炮制方法。

6. 17

发酵法 fermentation

在一定的温度和湿度条件下，利用霉菌和酶的催化分解作用，使原料药发泡、生衣，制成新的中药的炮制方法。

6. 18

发芽法 budding

在一定的温度或湿度条件下，促使具有发芽能力的成熟果实或种子中药材萌发幼芽的炮制方法。

6. 19

提净法 extracting and purifying

将某些矿物类中药材，经过溶解、过滤除净杂质后，再进行重结晶，以进一步纯净药物的炮制方法。

6. 20

水飞法 water grinding

利用粗细粉末在水中悬浮性不同，将不溶于水的矿物、贝壳类中药材加水反复共研分离，以制备极细粉末的炮制方法。

6. 21

拌衣法 processing by covering adjuvant

将中药材净制或切制品表面用水湿润，使辅料粘于其上，以增强疗效的炮制方法。

6. 22

制绒法 processing by making down

将中药材净制品捶打、推碾成绒絮状，以缓和药性或便于调配的炮制方法。

6. 23

酒制法 wine processing

酒炙、酒炖、酒蒸等以酒为辅料炮制的一类方法的统称。

6. 24

盐制法 salt processing

盐炙、盐蒸等以盐为辅料炮制的一类方法的统称。

6. 25

醋制法 vinegar processing

醋炙、醋煮、醋蒸等以醋为辅料炮制的一类方法的统称。

7 中药性能

7. 1

药性 medicinal property

中药作用的基本性质和特征的统称。

7.2

性味 property and flavor

气味

中药四气五味的统称。

7.2.1

四气 four properties

四性

寒、热、温、凉、平等药性的统称。

7.2.1.1

寒 cold

具清热、泻火、解毒、凉血等功能的药性。

7.2.1.2

热 hot

具扶阳气、祛寒邪等功能的药性。

7.2.1.3

温 warm

与热性相似，而程度上次于热性的药性。

7.2.1.4

凉 cool

与寒性相似，而程度上次于寒性的药性。

7.2.1.5

平 plain

寒、热、温、凉界限不明显，药性平和，作用平缓的药性。

7.2.2

五味 five flavors

辛、甘、酸、苦、咸、淡、涩等功能药味的统称。

7.2.2.1

辛 pungent

具发散、行气、行血等功能的药味。

7.2.2.2

甘 sweet

具补益、缓急、调和等功能的药味。

7.2.2.3

酸 sour

具收敛、生津等功能的药味。

7.2.2.4

苦 bitter

具燥湿、泄降、坚阴等功能的药味。

7.2.2.5

咸 salty

具软坚、泻下等功能的药味。

7.2.2.6

淡 bland

具渗湿、利水等功能的药味。

7.2.2.7

涩 astringent

具收敛、固涩等功能的药味。

7.3

归经 meridian/channel tropism

中药对脏腑经络作用归属部位的选择特性。

7.4

升降浮沉 ascending, descending, floating and sinking

中药对人体作用的四类趋向性。

7.4.1

升 ascending

中药具向上、升提等作用趋向的特性。

7.4.2

降 descending

中药具向下、降逆等作用趋向的特性。

7.4.3

浮 floating

中药具向外、发散等作用趋向的特性。

7.4.4

沉 sinking

中药具向内、收敛等作用趋向的特性。

8 中药功效

8.1

解表 relieving exterior

中药发散表邪，治疗表证的作用。

8.1.1

发散风寒 dispersing wind－cold

中药发表疏风散寒，治疗风寒表证的作用。

8.1.2

发散风热 disperse wind－heat

中药发表疏风散热，治疗风热表证或温病卫分证的作用。

8.2

清热 clearing heat

中药清解热邪，治疗里热证的作用。

8.2.1

清热泻火 clearing heat and purging fire

中药清泄气分火热之邪，治疗火热炽盛证或温病气分热证的作用。

8.2.2

清热燥湿 clearing heat and drying dampness

中药清解热邪并燥化湿邪，治疗湿热证的作用。

8.2.3

清热解毒 clearing heat and removing toxin

中药清解火热毒邪，治疗热毒证或火毒证的作用。

8.2.4

清热凉血 clearing heat and cooling blood

中药清解营血分热邪，治疗营血热证的作用。

8.2.5

清虚热 clearing deficiency – heat

中药清解阴分虚热，治疗阴虚内热证的作用。

8.3

泻下 purgation

中药促进排便或引起腹泻，治疗大便秘结、实热积滞、积水停饮等里实证的作用。

8.3.1

攻下 drastic purgation

中药攻积泻下通便，治疗实热积滞大便秘结的作用。

8.3.2

润下 moistening purgation

中药滋润肠道、通利大便，治疗津亏肠燥大便秘结的作用。

8.3.3

峻下逐水 expelling water by drastic purgation

中药通过峻猛泻下，引起剧烈腹泻，从而迅速消除体内积水停饮，治疗水肿、臌胀、水饮内停等病证的作用。

8.4

祛风湿 dispelling wind – dampness

中药祛风除湿，治疗痹证的作用。

8.5

化湿 resolving dampness

芳香中药祛湿运脾，治疗湿阻中焦证的作用。

8.6

利水渗湿 promoting urination and draining dampness

中药通利小便、渗泄水湿，治疗水湿内停证的作用。

8.7

温里 warming interior

中药温阳散寒，治疗里寒证的作用。

8.7.1

温中散寒 warming middle and dissipating cold

中药温暖脾胃、祛散寒邪，治疗中焦寒证的作用。

8. 7. 2

回阳救逆 restoring yang to save from collapse

中药祛散寒邪、恢复阳气，治疗亡阳厥逆证的作用。

8. 8

理气 regulating qi

中药调理气机，治疗气滞证或气逆证的作用。

8. 8. 1

疏肝理气 soothing liver and regulating qi

中药调畅肝气，治疗肝郁气滞证的作用。

8. 8. 2

降气 descending qi

中药泄降上逆之气，治疗气逆证的作用。

8. 9

消食 promoting digestion

中药消化食积，治疗饮食积滞的作用。

8. 10

驱虫 expelling worm

中药驱除或杀灭体内寄生虫，治疗虫证的作用。

8. 11

止血 stanching bleeding

中药制止体内外出血，治疗出血证的作用。

8. 11. 1

凉血止血 cooling blood and stanching bleeding

中药清血分热邪并止血，治疗血热动血证的作用。

8. 11. 2

温经止血 warming meridian/channel and stanching bleeding

中药温内脏、益脾阳、固冲止血，治疗虚寒性出血证的作用。

8. 11. 3

化瘀止血 resolving stasis and stanching bleeding

中药消除瘀血并止血，治疗血瘀出血证的作用。

8. 12

活血化瘀 activating blood and resolving stasis

中药通利血脉、促进血行、消散瘀血，治疗血瘀证的作用。

8. 12. 1

活血调经 activating blood and regulating menstruation

中药通利血脉、调畅月经，治疗血行不畅所致月经不调、痛经等病证的作用。

8. 12. 2

破血消癥 breaking blood stasis and removing mass

中药破血逐瘀、消癥散积，治疗血瘀所致癥瘕积聚的作用。

8. 13

化痰 resolving phlegm

中药消除痰浊，治疗痰证的作用。

8. 13. 1

温化寒痰 warming and resolving cold – phlegm

中药温阳祛寒并消除痰浊，治疗寒痰证的作用。

8. 13. 2

清热化痰 clearing heat and resolving phlegm

中药清解热邪并消除痰浊，治疗热痰证的作用。

8. 14

止咳 relieving cough

中药制止或减轻咳嗽的作用。

8. 14. 1

清肺止咳 clearing lung and relieving cough

中药清泄肺热，治疗肺热咳嗽的作用。

8. 14. 2

润肺止咳 moistening lung and relieving cough

中药滋润肺燥，治疗肺燥咳嗽的作用。

8. 14. 3

敛肺止咳 astringing lung and relieving cough

中药收敛肺气，治疗肺虚久咳的作用。

8. 15

平喘 relieving dyspnea

中药制止或减轻气喘的作用。

8. 15. 1

宣肺平喘 dispersing lung and relieving dyspnea

中药开宣肺气，治疗邪气阻滞、肺气不宣所致气喘的作用。

8. 15. 2

纳气平喘 receving qi and relieving dyspnea

中药益肾纳气，治疗肾虚气喘的作用。

8. 16

安神 tranquilizing mind

中药安定神志，治疗心神不宁证的作用。

8. 16. 1

重镇安神 tranquilizing mind with heavy sedative

质重中药镇安心神，治疗实证心神不宁的作用。

8. 16. 2

养心安神 nourishing heart and tranquilizing mind

甘润中药滋养心神，治疗虚证心神不宁的作用。

8. 17

平肝潜阳 pacifying liver and subduing yang

中药平抑或潜镇肝阳，治疗肝阳上亢证的作用。

8. 18

息风止痉 extinguishing wind and arresting convulsion

中药平息肝风，治疗肝风内动证惊厥抽搐的作用。

8.19

开窍醒神 inducing resuscitation and restoring consciousness

芳香中药开通心窍、苏醒神志，治疗闭证神昏的作用。

8.20

补虚 tonifying deficiency

中药补益人体气血阴阳，治疗虚证的作用。

8.20.1

补气 tonifying qi

中药补益人体脏腑之气，治疗气虚证的作用。

8.20.2

补阳 tonifying yang

中药补助人体阳气，治疗阳虚证的作用。

8.20.3

补血 tonifying blood

中药补养人体血液，治疗血虚证的作用。

8.20.4

补阴 tonifying yin

中药滋养人体阴液，治疗阴虚证的作用。

8.21

收涩 astringing

中药收敛固涩，治疗各种滑脱病证的作用。

8.21.1

固表止汗 consolidating exterior and stopping sweating

中药固护肌表，治疗虚证汗出的作用。

8.21.2

涩肠止泻 astringing intestine and checking diarrhea

中药固涩大肠，治疗虚证久泻的作用。

8.21.3

固精 securing essence

中药固摄精液，治疗肾虚遗精、滑精的作用。

8.21.4

缩尿 reducing urination

中药约束小便，治疗肾虚遗尿、尿频的作用。

8.22

涌吐 spurring vomitting

中药促使呕吐，治疗毒物、宿食、痰涎等停滞在胃脘或胸膈以上所致病证的作用。

8.23

拔毒 drawing out toxin

中药促使脓毒排出，治疗痈疽疮疡、脓出不畅的作用。

8.24

生肌 regenerating tissue

中药促使疮口肌肉生长和愈合的作用。

8.25

安胎 calming fetus

中药固护胎元，治疗胎动不安的作用。

8.26

下乳 promoting lactation

中药疏通乳络并促使乳汁产生的作用。

9 中药配伍

9.1

配伍 combination

根据治疗目的和药性特点，运用相应的理论原则，选择性配合应用中药的方法。

9.2

七情 seven combination

单行、相须、相使、相畏、相杀、相恶、相反等中药应用的七个方面的统称。

9.2.1

单行 singular application

药物单独发挥作用。

9.2.2

相须 mutual reinforcement

性能功效相类似的中药配合应用，以增强疗效的配伍关系。

9.2.3

相使 mutual assistance

性能功效有某些联系，以一药为主，另一药为辅配合应用，以提高主药疗效的配伍关系。

9.2.4

相畏 mutual restraint

一药毒性反应或副作用，能被另一药减轻或消除的配伍关系。

9.2.5

相杀 mutual suppression

一药能减轻或消除另一药毒性或副作用的配伍关系。

9.2.6

相恶 mutual inhibition

一药能使另一药原有功效降低，甚至消失的配伍关系。

9.2.7

相反 antagonism

两药合用，能产生或增强毒性反应或副作用的配伍关系。

9.3

药对 couplet medicinals

中药在临床上习用的相对固定的配伍用法。

10 用药禁忌

10.1

配伍禁忌 prohibited combination

配合应用将出现毒副作用，或减低疗效等后果的用药禁忌。

10. 1. 1

十八反 eighteen antagonisms

古代中药文献记载以十八反歌诀为基础的中药相反配伍禁忌。

10. 1. 2

十九畏 nineteen incompatibilities

古代中药文献记载以十九畏歌诀为基础的中药相畏配伍禁忌。

10. 2

证候禁忌 syndrome contraindication

某些证候对某些中药的禁忌。

10. 3

妊娠药忌 contraindication during pregnancy

妊娠期对某些中药的禁忌。

10. 4

服药食忌 dietary contraindication

忌口

服药时的饮食禁忌。

11 中药用法

11. 1

煎药法 decocting methods

以水或其他液体作溶剂，将中药加热煮沸一定时间制成汤剂的方法。

11. 1. 1

先煎 decocted first

按药物不同煎煮要求，比其他药物先煎煮一定时间的煎药法。

11. 1. 2

后下 decocted later

在其他药物煎成前 5～10 分钟时再投入煎煮的煎药法。

11. 1. 3

另煎 decocted separately

将中药单独煎煮取汁的煎药法。

11. 1. 4

包煎 wrap – decocting

将中药用布包入煎的煎药法。

11. 1. 5

煎汤代水 decocted in medicated water

用某些中药的煎液代水煎煮其他药物的煎药法。

11. 2

空腹服 taken before breakfast

早晨未进食前服药的方法。

11. 3

饭前服 taken before meal

进食前约半小时服药的方法。

11. 4

饭后服 taken after meal

按药物不同服用要求，在食后一定时间服药的方法。

11. 5

临睡服 taken at bed time

按药物不同服用要求，在临睡前一定时间服药的方法。

11. 6

顿服 taken at draught

将药物一次服下的方法。

11. 7

分服 taken in several doses

将药物分数次服用的方法。

11. 8

频服 taken frequently in low doses

对汤剂等少量多次分服的方法。

11. 9

热服 taken hot

对汤剂等趁热服用的方法。

11. 10

冷服 taken cold

对汤剂等冷却后服用的方法。

11. 11

温服 administered warm

汤剂不冷不热时服用的方法。

11. 12

泡服 taken after soaking

将久煎易失效的中药，用少量开水或复方煎出液趁热浸泡，加盖闷润一定时间后取汁口服的方法。

11. 13

烊化 melting

将黏性较大的动物胶类或植物树脂、树胶类中药，单独加适量开水溶化的方法。

11. 14

兑服 taken after blending

将另煎或烊化所取药汁，或不宜入煎的新鲜植物药汁，兑入其他药物煎出液中同服的方法。

11. 15

冲服 taken infused

将药物加入药液或水中混匀口服的方法。

11. 16

噙化 melting in mouth

将药物放入口中溶化的用法。

药名部分

1 范围

本标准界定了矿物、植物、动物等3类中药687个药名基本术语。

本标准适用于中医药科研、教学、临床、管理、出版、学术交流，以及中药生产加工、流通、应用等领域。

2 矿物药

2.1

芒硝 sodium sulfate

硫酸盐类矿物芒硝经加工精制而成的结晶体，主含含水硫酸钠（$Na_2SO_4 \cdot 10H_2O$）。

2.1.1

玄明粉 exsiccated sodium sulfate

芒硝经风化干燥制得的白色粉末，主含硫酸钠（Na_2SO_4）。

2.2

硼砂 borax

硼酸盐类矿物硼砂的矿石经提炼精制而成的结晶体。

2.3

硇砂 sal ammoniac

氯化物类矿物卤砂（硇砂）的晶体或人工制成品。

2.4

滑石 talc

硅酸盐类矿物滑石，主含含水硅酸镁［$Mg_3(Si_4O_{10})(OH)_2$］。

2.4.1

滑石粉 talc powder

滑石经精选净制、粉碎、干燥制成的白色或类白色粉末。

2.5

阳起石 actinolite

硅酸盐类矿物透闪石的矿石，主含含水硅酸钙镁［$Ca_2Mg_5(Si_4O_{11})_2(OH)_2$］。

2.6

青礞石 chlorite schist

变质岩类黑云母片岩或绿泥石化云母碳酸盐片岩。

2.7

石膏 gypsum

硫酸盐类矿物石膏，主含含水硫酸钙（$CaSO_4 \cdot 2H_2O$）。

2.7.1

煅石膏 calcined gypsum

石膏按照明煅法制成的炮制品。

2.8

钟乳石 stalactite

碳酸盐类矿物方解石，主含碳酸钙（$CaCO_3$）。

2.9

花蕊石 ophicalcite

变质岩类岩石蛇纹大理岩。

2.10

龙骨 bone fossil of big mammal

古代哺乳动物如三趾马、犀类、鹿类、牛类、象类等的骨骼化石或象类门齿的化石。

2.11

龙齿 tooth fossil of big mammal

古代哺乳动物如象类、犀牛类、三趾马等的牙齿化石。

2.12

紫石英 fluorite

氟化物类矿物萤石，主含氟化钙（CaF_2）。

2.13

白矾 alum

硫酸盐类矿物明矾石经加工提炼而成的结晶，主含含水硫酸铝 $[KAl(SO_4)_2 \cdot 12H_2O]$。

2.14

赤石脂 red halloysite

硅酸盐类矿物多水高岭石，主含四水硅酸铝 $[Al_4(Si_4O_{10})(OH)_8 \cdot 4H_2O]$。

2.15

灶心土 cooking stove earth

烧木柴或杂草的土灶内底部中心的焦黄土块。

2.16

浮石 pumice

火山喷出的岩浆凝固形成的多孔状石块，主含二氧化硅（SiO_2）。

2.17

无名异 pyrolusite

氧化物类矿物软锰矿的矿石。

2.18

生铁落 pig iron flake

生铁煅至红赤，外层氧化时被锤落的铁屑。

2.19

赭石 hematite

氧化物类矿物赤铁矿，主含三氧化二铁（Fe_2O_3）。

2.20

磁石 magnetite

氧化物类矿物磁铁矿，主含四氧化三铁（Fe_3O_4）。

2.21

自然铜 pyrite

硫化物类矿物黄铁矿，主含二硫化铁（FeS_2）。

2.22

禹余粮 limonite

氢氧化物类矿物褐铁矿，主含碱式氧化铁 $[FeO(OH)]$。

2.23

皂矾 copperas

硫酸铁盐类矿物水绿矾或其化学制品，主含含水硫酸亚铁（$FeSO_4 \cdot 7H_2O$）。

2.24

胆矾 chalcanthite

硫酸盐类矿物胆矾的矿石，主含含水硫酸铜（$CuSO_4 \cdot 5H_2O$）。

2.25

炉甘石 calamine

碳酸盐类矿物菱锌矿，主含碳酸锌（$ZnCO_3$）。

2.26

砒石 arsenolite

氧化物类矿物砷华，或硫化物类矿物毒砂、雄黄等含砷矿物的加工品。

2.27

雄黄 realgar

硫化物类矿物雄黄，主含二硫化二砷（As_2S_2）。

2.28

白降丹 white downborne powder

人工炼制的氯化汞和氯化亚汞的混合结晶物。

2.29

轻粉 calomel

水银、白矾、食盐等用升华法制成的氯化亚汞（Hg_2Cl_2）。

2.30

红粉 red mercuric oxide

水银、硝石、白矾或水银和硝酸炼制而成的红色氧化汞（HgO）。

2.31

朱砂 cinnabar

硫化物类矿物辰砂，主含硫化汞（HgS）。

2.32

密陀僧 litharge

硫化物类矿物方铅矿（铅矿石）冶炼而成的粗制氧化铅。

2.33

铅丹 minium

纯铅加工制成的铅的氧化物（Pb_3O_4）。

2.34

硫黄 sulfur

自然元素类矿物自然硫。

2.35

琥珀 amber

古代松科松属植物的树脂埋藏地下经年久转化而成的化石样物质。

3 植物药

3.1

昆布 kelp or tangle

海带科植物海带 *Laminaria japonica* Aresch. 或翅藻科植物昆布 *Ecklonia kurome* Okam. 的干燥叶状体。

3.2

海藻 seaweed

马尾藻科植物海蒿子 *Sargassum pallidum*（Turn.）C. Ag. 或羊栖菜 *Sargassum fusiforme*（Harv.）Setch. 的干燥藻体。

3.3

紫菜 laver

红毛菜科植物坛紫菜 *Porphyra haitanensis* T. J. Chang et B. F. Zheng 或条斑紫菜 *Porphyra yezoensis* Ueda 的干燥叶状体。

3.4

红曲 fermented red rice

曲霉科真菌紫色红曲霉 *Monascus purpureus* Went 寄生在稻的种仁上而成的红曲米。

3.5

冬虫夏草 Chinese caterpillar fungus

麦角菌科真菌冬虫夏草菌 *Cordyceps sinensis*（BerK.）Sacc. 寄生在蝙蝠蛾科昆虫幼虫上的子座及幼虫尸体的复合体。

3.6

蝉花 cicada fungus

麦角菌科真菌大蝉草 *Cordyceps cicadae* shing 的分生孢子阶段即蝉棒束孢菌及其寄主山蝉 *Cicada flammata* Dist. 的幼虫干燥体。

3.7

木耳 edible tree fungus

木耳科植物木耳 *Auricularia auricula*（L. ex Hook.）Underw. 的干燥子实体。

3.8

银耳 tremella

银耳科植物银耳 *Tremella fuciformis* Berk. 的干燥子实体。

3.9

灵芝 glossy ganoderma

多孔菌科真菌赤芝 *Ganoderma lucidum*（Leyss. ex Fr.）Karst. 或紫芝 *Ganoderma sinense* Zhao－Xu et Zhang 的干燥子实体。

3.10

猪苓 chuling

多孔菌科真菌猪苓 *Polyporus umbellatus*（Pers.）Fries 的干燥菌核。

3.11

茯苓 Indian bread

多孔菌科真菌茯苓 *Poria cocos*（Schw.）Wolf 的干燥菌核。

3.12

赤茯苓 Indian bread pink epidermis

多孔菌科真菌茯苓 *Poria cocos*（Schw.）Wolf 干燥菌核近外皮部的淡红色部分。

3.13

茯神 Indian bread with pine root

多孔菌科真菌茯苓 *Poria cocos*（Schw.）Wolf 干燥菌核中间抱有松根的部分。

3.14

茯苓皮 Indian bread peel

多孔菌科真菌茯苓 *Poria cocos*（Schw.）Wolf 干燥菌核的外皮。

3.15

雷丸 thunder ball

白蘑科真菌雷丸 *Omphalia lapidescens* Schroet. 的干燥菌核。

3.16

马勃 puff‑ball

灰包科真菌脱皮马勃 *Lasiosphaera fenzlii* Reich.、大马勃 *Calvatia gigantea*（Batsch ex Pers.）Lloyd 或紫色马勃 *Calvatia lilacina*（Mont. et Berk.）Lloyd 的干燥子实体。

3.17

千层塔 serrate clubmoss herb

石杉科植物蛇足石杉 *Huperzia serrata*（Thunb.）Trev. 的干燥全草。

3.18

伸筋草 common clubmoss herb

石松科植物石松 *Lycopodium japonicum* Thunb. 的干燥全草。

3.19

石上柏 Doederleins spikemoss herb

卷柏科植物深绿卷柏 *Selaginella doederleinii* Hieron. 的干燥全草。

3.20

卷柏 spikemoss

卷柏科植物卷柏 *Selaginella tamariscina*（Beauv.）Spring 或垫状卷柏 Selaginella pulvinata（Hook. et Grev.）Maxim. 的干燥全草。

3.21

木贼 common scouring rush herb

木贼科植物木贼 *Equisetum hyemale* L. 的干燥地上部分。

3.22

海金沙 Japanese climbing fern spore

海金沙科植物海金沙 *Lygodium japonicum*（Thunb.）Sw. 的干燥成熟孢子。

3.23

狗脊 cibot rhizome

蚌壳蕨科植物金毛狗脊 *Cibotium barometz*（L.）J. Sm. 的干燥根茎。

3.24

凤尾草 Chinese brake herb

凤尾蕨科植物凤尾草 *Pteris multifida* Poir. 的干燥全草。

3. 25

半边旗 semi – pinnated brake herb

凤尾蕨科植物半边旗 *Pteris semipinnata* L. 的干燥全草。

3. 26

绵马贯众 male fern rhizome

贯众

鳞毛蕨科植物粗茎鳞毛蕨 *Dryopteris crassirhizom* Nakai. 的干燥根茎及叶柄残基。

3. 27

石韦 shearers pyrrosia leaf

水龙骨科植物庐山石韦 *Pyrrosia sheareri*（Bak.）Ching、石韦 *Pyrrosia lingua*（Thunb.）Farw 或有柄石韦 *Pyrrosia petiolosa*（Christ）Ching 的干燥叶。

3. 28

骨碎补 fortunes drynaria rhizome

水龙骨科植物槲蕨 *Drynaria fortunei*（Kunze）J. Sm. 的干燥根茎。

3. 29

白果 ginkgo seed

银杏科植物银杏 *Ginkgo biloba* L. 的干燥成熟种子。

3. 30

松子仁 pinenut

松科植物红松 *Pinus koraiensis* Sieb. et Zucc. 的干燥种仁。

3. 31

油松节 pine knot

松科植物油松 *Pinus tabulaeformis* Carr. 或马尾松 *Pinus massoniana* Lamb. 干燥瘤状节或分枝节。

3. 32

松花粉 pine pollen

松科植物马尾松 *Pinus massoniana* Lamb.、油松 *Pinus tabulaeformis* Car. 或同属数种植物的干燥花粉。

3. 33

松香 colophony

松科植物马尾松 *Pinus massoniana* Lamb.、油松 *Pinus tabulaeformis* Car. 或同属数种植物的松油脂经蒸馏除去挥发油后的固体树脂。

3. 34

侧柏叶 Chinese arborvitae twig and leaf

柏科植物侧柏 *Platycladus orientalis*（L.）Franco 的干燥枝梢及叶。

3. 35

柏子仁 Chinese arborvitae kernel

柏科植物侧柏 *Platycladus orientalis*（L.）Franco 的干燥成熟种仁。

3. 36

榧子 grand torreya seed

红豆杉科植物榧 *Torreya grandis* Fort. 的干燥成熟种子。

3.37

麻黄 ephedra

麻黄科植物草麻黄 *Ephedra sinica* Stapf、中麻黄 *Ephedra intermedia* Schrenk et C. A. Mey. 或木贼麻黄 *Ephedra equisetina* Bge. 的干燥草质茎。

3.38

麻黄根 ephedra root

麻黄科植物草麻黄 *Ephedra sinica* Stapf、中麻黄 *Ephedra intermedia* Schrenk et C. A. Mey. 的干燥根及根茎。

3.39

核桃仁 English walnut seed

胡桃科植物胡桃 *Juglans regia* L. 的干燥成熟种子。

3.40

杜仲 eucommia bark

杜仲科植物杜仲 *Eucommia ulmoides* Oliv. 的干燥树皮。

3.41

杜仲叶 eucommia leaf

杜仲科植物杜仲 *Eucommia ulmoides* Oliv. 的干燥叶。

3.42

楮实子 papermulberry fruit

桑科植物构树 *Broussonetia papyrifera*（L.）Vent. 的干燥成熟果实。

3.43

火麻仁 hemp seed

桑科植物大麻 *Cannabis sativa* L. 的干燥成熟果实。

3.44

无花果 fig

桑科植物无花果 *Ficus carica* L. 的干燥聚花果。

3.45

穿破石 cudrania root

桑科植物构棘 *Cudrania cochinchensis*（Lour.）Kudo et Masam. 或柘树 *Cudrania tricuspidata*（Carr.）Bur. 的干燥根。

3.46

桑叶 mulberry leaf

桑科植物桑 *Morus alba* L. 的干燥叶。

3.47

桑白皮 white mulberry root - bark

桑科植物桑 *Morus alba* L. 的干燥根皮。

3.48

桑枝 mulberry twig

桑科植物桑 *Morus alba* L. 的干燥嫩枝。

3.49

桑椹 mulberry fruit

桑科植物桑 *Morus alba* L. 的干燥果穗。

3.50

苎麻根 ramie root

荨麻科植物苎麻 *Boehmeria nivea*（L.）Gaud. 的干燥根及根茎。

3.51

檀香 sandalwood

檀香科植物檀香 *Santalum album* L. 树干的干燥心材。

3.52

桑寄生 Chinese taxillus herb

桑寄生科植物桑寄生 *Taxillus chinensis*（DC.）Danser 的干燥带叶茎枝。

3.53

槲寄生 colored mistletoe herb

桑寄生科植物槲寄生 *Viscum coloratum*（Komar.）Nakai 的干燥带叶茎枝。

3.54

金荞麦 golden buckwheat rhizome

蓼科植物金荞麦 *Fagopyrum dibotrys*（D. Don）Hara 的干燥根茎。

3.55

萹蓄 common knotgrass herb

蓼科植物萹蓄 *Polygonum aviculare* L. 的干燥地上部分。

3.56

拳参 bistort rhizome

蓼科植物拳参 *Polygonum bistorta* L. 的干燥根茎。

3.57

虎杖 giant knotweed rhizome

蓼科植物虎杖 *Polygonum cuspidatum* Sieb. et Zucc. 的干燥根及根茎。

3.58

何首乌 fleeceflower root

蓼科植物何首乌 *Polygonum multiflorum* Thunb. 的干燥块根。

3.58.1

制首乌 prepared fleeceflower root

何首乌按照蒸法或炖法制成的炮制加工品。

3.59

首乌藤 tuber fleeceflower stem

蓼科植物何首乌 *Polygonum multiflorum* Thunb. 的干燥藤茎。

3.60

水红花子 prince's – feather fruit

蓼科植物红蓼 *Polygonum orientale* L. 的干燥成熟果实。

3.61

大黄 rhubarb

蓼科植物掌叶大黄 *Rheum palmatum* L.、唐古特大黄 *Rheum tanguticum* Maxim. ex Balf. 或药用大黄 *Rheum officinale* Baill. 的干燥根及根茎。

3.62

土大黄 dock root

蓼科植物巴天酸模 *Rumex patientia* L. 或皱叶酸模 *Rumex crispus* L. 的干燥根。

3.63

羊蹄 Japanese dock root

蓼科植物羊蹄 *Rumex japonicus* Houtt. 或尼泊尔羊蹄 *Rumex nepalensis* Spreng 的干燥根。

3.64

商陆 pokeberry root

商陆科植物商陆 *Phytolacca acinosa* Roxb. 或垂序商陆 *Phytolacca americana* L. 的干燥根。

3.65

马齿苋 purslane herb

马齿苋科植物马齿苋 *Portulaca oleracea* L. 的干燥地上部分。

3.66

瞿麦 lilac pink herb

石竹科植物瞿麦 *Dianthus superbus* L. 或石竹 *Dianthus chinensis* L. 的干燥地上部分。

3.67

太子参 heterophylly falsestarwort root

石竹科植物孩儿参 *Pseudostellaria heterophylla*（Miq.）Pax ex Pax et Hoffm. 的干燥块根。

3.68

银柴胡 starwort root

石竹科植物银柴胡 *Stellaria dichotoma* L. var. *lanceolata* Bge. 的干燥根。

3.69

王不留行 cowherb seed

石竹科植物麦蓝菜 *Vaccaria segetalis*（Neck.）Garcke 的干燥成熟种子。

3.70

土荆芥 Mexican tea herb

藜科植物土荆芥 *Chenopodium ambrosioides* L. 的全草。

3.71

地肤子 belvedere fruit

藜科植物地肤 *Kochia scoparia*（L.）Schrad. 的干燥成熟果实。

3.72

牛膝 twotoothed achyranthes root

苋科植物牛膝 *Achyranthes bidentata* Bl. 的干燥根。

3.73

川牛膝 medicinal cyathula root

苋科植物川牛膝 *Cyathula officinalis* Kuan 的干燥根。

3.74

土牛膝 achyranthes root

苋科植物牛膝 *Achyranthes bidentata* Bl. 的野生种或土牛膝 *Achyranthes aspera* L. 的根及根茎。

3.75

青葙子 feather cockscomb seed

苋科植物青葙 *Celosia argentea* L. 的干燥成熟种子。

3. 76

　　鸡冠花 cockcomb flower

　　苋科植物鸡冠花 *Celosia cristata* L. 的干燥花序。

3. 77

　　仙人掌 cactus

　　仙人掌科植物仙人掌 *Opuntia dillenii*（Ker – Gawl.）Haw. 的全株。

3. 78

　　辛夷 biond magnolia flower

　　木兰科植物望春花 *Magnolia biondii* Pamp.、玉兰 *Magnolia denudata* Desr. 或武当玉兰 *Magnolia sprengeri* Pamp. 的干燥花蕾。

3. 79

　　厚朴 officinal magnolia bark

　　木兰科植物厚朴 *Magnolia officinalis* Rehd. et Wils. 或凹叶厚朴 *Magnolia officinalis* Rehd. et Wils. var. *biloba* Rehd. et Wils. 的干燥干皮、根皮及枝皮。

3. 80

　　厚朴花 officinal magnolia flower

　　木兰科植物厚朴 *Magnolia officinalis* Rehd. et Wils. 或凹叶厚朴 *Magnolia officinalis* Rehd. et Wils. var. *biloba* Rehd. et Wils. 的干燥花蕾。

3. 81

　　五味子 Chinese magnoliavine fruit

　　木兰科植物五味子 *Schisandra chinensis*（Turcz.）Baill. 的干燥成熟果实。

3. 82

　　南五味子 southern magnoliavine fruit

　　木兰科植物华中五味子 *Schisandra sphenanthera* Rehd. et Wils. 的干燥成熟果实。

3. 83

　　八角茴香 Chinese star anise

　　木兰科植物八角茴香 *Illicium verum* Hook. f. 的干燥成熟果实。

3. 84

　　肉豆蔻 nutmeg

　　肉豆蔻科植物肉豆蔻 *Myristica fragrans* Houtt. 的干燥种仁。

3. 85

　　樟脑 camphor

　　樟科植物樟 *Cinnamomum camphora*（L.）Presl 的干枝、叶及根部经加工提取制得的结晶。

3. 86

　　肉桂 cassia bark

　　樟科植物肉桂 *Cinnamomum cassia* Presl 的干燥树皮。

3. 87

　　桂枝 cassia twig

　　樟科植物肉桂 *Cinnamomum cassia* Presl 的干燥嫩枝。

3. 88

　　乌药 combined spicebush root

　　樟科植物乌药 *Lindera aggregata*（Sims）Kosterm. 的干燥块根。

3.89

荜澄茄 mountain spicy fruit

樟科植物山鸡椒 *Litsea cubeba*（Lour.）Pers. 的干燥成熟果实。

3.90

川乌 common monkshood main root

毛茛科植物乌头 *Aconitum carmichaeli* Debx. 的干燥母根。

3.90.1

制川乌 prepared common monkshood main root

川乌按照蒸法或煮法制成的炮制加工品。

3.91

附子 prepared common monkshood daughter root

毛茛科植物乌头 *Aconitum carmichaeli* Debx. 的子根的加工品。

3.92

草乌 kusnezoff monkshood root

毛茛科植物北乌头 *Aconitum kusnezoffii* Reichb. 的干燥块根。

3.92.1

制草乌 prepared kusnezoff monkshood root

草乌按照煮法制成的炮制加工品。

3.93

雪上一枝蒿 short – pedicel aconite root tuber

毛茛科植物雪上一枝蒿 *Aconitum brachypodum* Diels 的干燥块根。

3.94

关白附 Korean monkshood root tuber

毛茛科植物黄花乌头 *Aconitum coreanum*（Levl）Raip 的干燥块根。

3.95

九节菖蒲 irkutsk anemone rhizome

毛茛科植物阿尔泰银莲花 *Anemone altaica* Fisch. ex C. A. Mey. 的干燥根茎。

3.96

两头尖 radde anemone rhizome

毛茛科植物多被银莲花 *Anemone raddeana* Regel 的干燥根茎。

3.97

升麻 largetrifoliolious bugbane rhizome

毛茛科植物大三叶升麻 *Cimicifuga heracleifolia* Kom. 、兴安升麻 *Cimicifuga dahurica*（Turcz.）Maxim. 或升麻 *Cimicifuga foetida* L. 的干燥根茎。

3.98

威灵仙 Chinese clematis root

毛茛科植物威灵仙 *Clematis chinensis* Osbeck、棉团铁线莲 *Clematis hexapetala* Pall. 或东北铁线莲 *Clematis manshurica* Rupr. 的干燥根及根茎。

3.99

川木通 armand clematis stem

毛茛科植物小木通 *Clematis armandii* Franch. 或绣球藤 *Clematis montana* Buch. – Ham. 的干燥藤茎。

3.100

黄连 golden thread

毛茛科植物黄连 *Coptis chinensis* Franch. 、三角叶黄连 *Coptis deltoidea* C. Y. Cheng et Hsiao 或云连 *Coptis teeta* Wall. 的干燥根茎。

3.101

白头翁 Chinese pulsatilla root

毛茛科植物白头翁 *Pulsatilla chinensis*（Bge.）Regel 的干燥根。

3.102

猫爪草 catclaw buttercup root

毛茛科植物小毛茛 *Ranunculus ternatus* Thunb. 的干燥块根。

3.103

天葵子 muskroot – like semiaquilegia root

毛茛科植物天葵 *Semiaquilegia adoxoides*（DC.）Makino 的干燥块根。

3.104

赤芍 red peony root

毛茛科植物芍药 *Paeonia lactiflora* Pall. 或川赤芍 *Paeonia veitchii* Lynch 的干燥根。

3.105

白芍 white peony root

毛茛科植物芍药 *Paeonia lactiflora* Pall. 的干燥根（煮制品）。

3.106

牡丹皮 tree peony bark

毛茛科植物牡丹 *Paeonia suffruticosa* Andr. 的干燥根皮。

3.107

三颗针 Chinese berberry root

小檗科植物川西小檗 *Berberis wilsonae* Hemsl. 、细叶小檗 *Berberis poiretii* Schneid. 或拟豪猪刺 *Berberis soulieana* Schneid. 等数种植物的干燥根。

3.108

八角莲 sixangular dysosma rhizome

小檗科植物八角莲 *Dysosma versipellis*（Hance）M. Cheng 或六角莲 *Dysosma pleiantha*（Hance）Woods. 的干燥根茎。

3.109

淫羊藿 epimedium herb

小檗科植物淫羊藿 *Epimedium brevicornum* Maxim. 、箭叶淫羊藿 *Epimedium sagittatum*（Sieb. et Zucc.）Maxim. 、柔毛淫羊藿 *Epimedium pubescens* Maxim. 或朝鲜淫羊藿 *Epimedium koreanum* Nakai 的干燥叶。

3.110

木通 akebia stem

木通科植物木通 *Akebia quinata*（Thunb.）Decne. 、三叶木通 *Akebia trifoliata*（Thunb.）Koidz. 或白木通 *Akebia trifoliata*（Thunb.）Koidz. var. *australis*（Diels）Rehd. 的干燥藤茎。

3.111

八月札 fiveleaf akebia fruit

木通科植物木通 *Akebia quinata*（Thunb.）Decne. 、三叶木通 *Akebia trifoliate*（Thunb.）Koidz. 或白

木通 *Akebia trifoliata*（Thunb.）Koidz. var. *australis*（Diels）Rehd. 的干燥成熟果实。

3.112

　　大血藤 sargentgloryvine stem

　　木通科植物大血藤 *Sargentodoxa cuneata*（Oliv.）Rehd. et wils. 的干燥藤茎。

3.113

　　野木瓜 stauntonvine

　　木通科植物野木瓜 *Stauntonia chinensis* DC. 的干燥茎及叶。

3.114

　　防己 fourstamen stephania root

　　防己科植物粉防己 *Stephania tetrandra* S. Moore 的干燥根。

3.115

　　木防己 snailseed

　　防己科植物木防己 *Cocculus orbiculatus*（L.）DC. 的干燥根。

3.116

　　北豆根 asiatic moonseed rhizome

　　防己科植物蝙蝠葛 *Menispermum dauricum* DC. 的干燥根茎。

3.117

　　青风藤 orientvine stem

　　防己科植物青藤 *Sinomenium acutum*（Thunb.）Rehd. et Wils. 或毛青藤 *Sinomenium acutum*（Thunb.）Rehd. et Wils. var. *cinereum* Rehd. et Wlis. 的干燥藤茎。

3.118

　　金果榄 tinospora root

　　防己科植物青牛胆 *Tinospora sagittata*（Oliv.）Gagnep. 或金果榄 *Tinospora capillipes* Gagnep. 的干燥块根。

3.119

　　宽筋藤 kuanjinteng

　　防己科植物中华青牛胆 *Tinospora sinensis*（Lour.）Merr. 的茎藤。

3.120

　　芡实 gordon euryale seed

　　睡莲科植物芡 *Euryale ferox* Salisb. 的干燥成熟种仁。

3.121

　　石莲子 lotus fruit

　　睡莲科植物莲 *Nelumbo nucifera* Gaertn. 的干燥老熟果实。

3.122

　　莲子 lotus seed

　　睡莲科植物莲 *Nelumbo nucifera* Gaertn. 的干燥成熟种子。

3.123

　　莲子心 lotus plumule

　　睡莲科植物莲 *Nelumbo nucifera* Gaertn. 的成熟种子中的干燥幼叶及胚根。

3.124

　　莲须 lotus stamen

　　睡莲科植物莲 *Nelumbo nucifera* Gaertn. 的干燥雄蕊。

3. 125

莲房 lotus receptacle

睡莲科植物莲 *Nelumbo nucifera* Gaertn. 的干燥花托。

3. 126

荷梗 lotus petiole

睡莲科植物莲 *Nelumbo nucifera* Gaertn. 的干燥叶柄或花柄。

3. 127

荷叶 lotus leaf

睡莲科植物莲 *Nelumbo nucifera* Gaertn. 的干燥叶。

3. 128

藕节 lotus rhizome node

睡莲科植物莲 *Nelumbo nucifera* Gaertn. 的干燥根茎节部。

3. 129

三白草 Chinese lizardtail herb or rhizome

三白草科植物三白草 *Saururus chinensis*（Lour.）Baill. 的干燥地上部分。

3. 130

鱼腥草 heartleaf houttuynia herb

三白草科植物蕺菜 *Houttuynia cordata* Thunb. 的新鲜全草或干燥地上部分。

3. 131

胡椒 pepper fruit

胡椒科植物胡椒 *Piper nigrum* L. 的干燥近成熟或成熟果实。

3. 132

荜茇 long pepper

胡椒科植物荜茇 *Piper longum* L. 的干燥近成熟或成熟果穗。

3. 133

海风藤 kadsura pepper stem

胡椒科植物风藤 *Piper kadsura*（Choisy）Ohwi 的干燥藤茎。

3. 134

肿节风 glabrous sarcandra herb

金粟兰科植物草珊瑚 *Sarcandra glabra*（Thumb.）Nakai 的干燥全株。

3. 135

马兜铃 dutohmanspipe fruit

马兜铃科植物北马兜铃 *Aristolochia contorta* Bge. 或马兜铃 *Aristolochia debilis* Sieb. et Zucc. 的干燥成熟果实。

3. 136

天仙藤 dutchmanspipe vine

马兜铃科植物马兜铃 *Aristolochia debilis* Sieb. et Zucc. 或北马兜铃 *Aristolochia contorta* Bge. 的干燥地上部分。

3. 137

寻骨风 wooly dutchmanspipe herb

马兜铃科植物绵毛马兜铃 *Aristolochia mollissima* Hance 的干燥全草。

3. 138

细辛 manchurian wildginger

马兜铃科植物北细辛 *Asarum heterotropoides* Fr. Schmidt var. *mandshuricum*（Maxim.）Kitag.、汉城细辛 *Asarum sieboldii* Miq. var. *seoulense* Nakai 或华细辛 *Asarum sieboldii* Miq. 的根及根茎。

3. 139

茶叶 tea

山茶科植物茶 *Camellia sinensis*（L.）O. Kuntze 的嫩叶或嫩芽经加工制成的干燥品。

3. 140

藤黄 gamboge

藤黄科植物藤黄 *Garcinia hanburyi* Hook. f 的胶质树脂。

3. 141

地耳草 Japanese St. John's wort herb

藤黄科植物地耳草 *Hypericum japonicum* Thunb. 的干燥全草。

3. 142

贯叶金丝桃 common St. John's wort herb

贯叶连翘

藤黄科植物贯叶金丝桃 *Hypericum perforatum* L. 的干燥地上部分。

3. 143

夏天无 decumbent corydalis tuber

罂粟科植物伏生紫堇 *Corydalis decumbens*（Thunb.）Pers. 的干燥块茎。

3. 144

延胡索 yanhusuo

元胡

罂粟科植物延胡索 *Corydalis yanhusuo* W. T. Wang 的干燥块茎。

3. 145

罂粟壳 poppy capsule

罂粟科植物罂粟 *Papaver somniferum* L. 的干燥成熟果壳。

3. 146

白芥子 white mustard seed

十字花科植物白芥 *Sinapis alba* L. 的干燥成熟种子。

3. 147

荠菜 shepherd's purse

十字花科植物荠菜 *Capsella bursa - pastoris*（L.）Medle. 的干燥全草。

3. 148

板蓝根 isatis root

十字花科植物菘蓝 *Isatis indigotica* Fort. 的干燥根。

3. 149

大青叶 dyers woad leaf

十字花科植物菘蓝 *Isatis indigotica* Fort. 的干燥叶。

3. 150

葶苈子 pepperweed seed；tansymustard seed

十字花科植物独行菜 *Lepidium apetalum* Willd. 或播娘蒿 *Descurainia sophia*（L.）Webb ex Prantl 的

干燥成熟种子。

3. 151

莱菔子 radish seed

十字花科植物萝卜 *Raphanus sativus* L. 的干燥成熟种子。

3. 152

路路通 beautiful sweetgum fruit

金缕梅科植物枫香树 *Liquidambar formosana* Hance 的干燥成熟果序。

3. 153

苏合香 storax

金缕梅科植物苏合香树 *Liquidambar orientalis* Mill. 树干渗出的香树脂的精制加工品。

3. 154

瓦松 wasong

景天科植物瓦松 *Orostachys fimbriatus*（Turcz.）Berg. 的干燥地上部分。

3. 155

红景天 rose – boot

景天科植物大花红景天 *Rhodiola crenulata*（Hook. f. et Thoms.）H. Ohba 的干燥根及根茎。

3. 156

垂盆草 stringy stonecrop herb

景天科植物垂盆草 *Sedum sarmentosum* Bunge 的新鲜或干燥全草。

3. 157

蜀漆 antifebrile dichroa branchlet and leaf

虎耳草科植物常山 *Dichroa febrifuga* Lour. 的干燥嫩枝叶。

3. 158

常山 antifeverile dichroa root

虎耳草科植物常山 *Dichroa febrifuga* Lour. 的干燥根。

3. 159

仙鹤草 hairyvein agrimonia herb

蔷薇科植物龙芽草 *Agrimonia pilosa* Ledeb. 的干燥地上部分。

3. 160

桃仁 peach seed

蔷薇科植物桃 *Prunus persica*（L.）Batsch 或山桃 *Prunus davidiana*（Carr.）Franch. 的干燥成熟种子。

3. 161

乌梅 smoked plum

蔷薇科植物梅 *Prunus mume*（sieb.）Sieb. et Zucc. 的干燥近成熟果实。

3. 162

梅花 plum flower

蔷薇科植物梅 *Prunus mume*（Sieb.）Sieb. et Zucc. 的干燥花蕾。

3. 163

苦杏仁 bitter apricot seed

杏仁

蔷薇科植物山杏 *Prunus armeniaca* L. var. *ansu* Maxim.、西伯利亚杏 *Prunus sibirica* L.、东北杏

Prunus mandshurica（Maxim.）Koehne 或杏 *Prunus armeniaca* L. 的干燥成熟种子。

3. 164

甜杏仁 sugary almond

蔷薇科植物杏 *Prunus armeniaca* L. 或山杏 *Prunus armeniaca* L. var . *ansu* Maxim. 的部分栽培种味甜的干燥成熟种子。

3. 165

郁李仁 Chinese dwarf cherry seed

蔷薇科植物欧李 *Prunus humilis* Bge.、郁李 *Prunus japonica* Thunb. 或长柄扁桃 *Prunus pedunculata* Maxim. 的干燥成熟种子。

3. 166

木瓜 common floweringqince fruit

蔷薇科植物贴梗海棠 *Chaenomeles speciosa*（Sweet）Nakai 的干燥近成熟果实。

3. 167

山楂 hawthorn fruit

蔷薇科植物山里红 *Crataegus pinnatifida* Bge. var. *major* N. E. Br. 或山楂 *Crataegus pinnatifida* Bge. 的干燥成熟果实。

3. 168

山楂叶 hawthorn leaf

蔷薇科植物山里红 *Crataegus pinnatifida* Bge. var. *major* N. E. Br. 或山楂 *Crataegus pinnatifida* Bge. 的干燥叶。

3. 169

蛇莓 Indian mockstrawberry herb

蔷薇科植物蛇莓 *Duchesnea indica*（Andr.）Focke 的干燥全草。

3. 170

枇杷叶 loquat leaf

蔷薇科植物枇杷 *Eriobotrya japonica*（Thunb.）Lindl. 的干燥叶。

3. 171

委陵菜 Chinese cinquefoil

蔷薇科植物委陵菜 *Potentilla chinensis* Ser. 的干燥全草。

3. 172

翻白草 potentilla discolor

蔷薇科植物翻白草 *Potentilla discolor* Bge. 的干燥全草。

3. 173

月季花 Chinese rose flower

蔷薇科植物月季 *Rosa chinensis* Jacq. 的干燥花。

3. 174

金樱子 Cherokee rose fruit

蔷薇科植物金樱子 *Rosa laevigata* Michx. 的干燥成熟果实。

3. 175

玫瑰花 rose flower

蔷薇科植物玫瑰 *Rosa rugosa* Thunb. 的干燥花蕾。

3. 176

覆盆子 palmleaf raspberry fruit

蔷薇科植物华东覆盆子 *Rubus chingii* Hu 的干燥果实。

3. 177

地榆 garden burnet root

蔷薇科植物地榆 *Sanguisorba officinalis* L. 或长叶地榆 *Sanguisorba officinalis* L. var. *longifolia*（Bert.）Yü et Li 的干燥根。

3. 178

石楠叶 Chinese photinia leaf

蔷薇科植物石楠 *Photinia serrulata* Lindl. 的干燥叶。

3. 179

鸡骨草 canton love – pea vine

豆科植物广州植物相思子 *Abrus cantoniensis* Hance 的干燥全株。

3. 180

儿茶 cutch，black catechu

豆科植物儿茶 *Acacia catechu*（L. f.）Willd. 的去皮枝、干的干燥煎膏。

3. 181

合欢皮 silktree albizia bark

豆科植物合欢 *Albizia julibrissin* Durazz. 的干燥树皮。

3. 182

合欢花 albizia flower

豆科植物合欢 *Albizia julibrissin* Durazz. 的干燥花序。

3. 183

沙苑子 flatstem milkvetch seed

豆科植物扁茎黄芪 *Astragalus complanatus* R. Br. 的干燥成熟种子。

3. 184

黄芪 milkvetch root

豆科植物蒙古黄芪 *Astragalus membranaceus*（Fisch.）Bge. var. *Mongholicus*（Bge.）Hsiao 或膜荚黄芪 *Astragalus membranaceus*（Fisch.）Bge. 的干燥根。

3. 184. 1

炙黄芪 honey – broilled milkvetch root

黄芪按照蜜炙法制成的炮制加工品。

3. 185

苏木 sappan wood

豆科植物苏木 *Caesalpinia sappan* L. 的干燥心材。

3. 186

刀豆 jack bean

豆科植物刀豆 *Canavalia gladiata*（Jacq.）DC. 的干燥成熟种子。

3. 187

番泻叶 senna leaf

豆科植物狭叶番泻 *Cassia angustifolia* Vahl 或尖叶番泻 *Cassia acutifolia* Delile 的干燥小叶。

3. 188

决明子 cassia seed

豆科植物决明 *Cassia obtusifolia* L. 或小决明 *Cassia tora* L. 的干燥成熟种子。

3. 189

紫荆皮 Chinese redbud bark

豆科植物紫荆 *Cercis chinensis* Bunge 的干燥树皮。

3. 190

降香 rosewood

豆科植物降香檀 *Dalbergia odorifera* T. Chen 树干和根的干燥心材。

3. 191

广金钱草 snowbellleaf tickclover herb

豆科植物广金钱草 *Desmodium styracifolium*（Osb.）Merr. 的干燥地上部分。

3. 192

白扁豆 white hyacinth bean

豆科植物扁豆 *Dolichos lablab* L. 的干燥成熟种子。

3. 193

扁豆衣 hyacinth seed coat

豆科植物扁豆 *Dolichos lablab* L. 的干燥种皮。

3. 194

扁豆花 hyacinth flower

豆科植物扁豆 *Dolichos lablab* L. 的花。

3. 195

海桐皮 erythrina bark

豆科植物刺桐 *Erythrina variegata* L. 或乔木刺桐 *Erythrina arborescens* Roxb. 的干燥干皮或根皮。

3. 196

皂荚 Chinese honeylocust fruit

豆科植物皂荚 *Gleditsia sinensis* Lam. 的干燥成熟果实。

3. 197

猪牙皂 Chinese honeylocust abnormal fruit

豆科植物皂荚 *Gleditsia sinensis* Lam. 的干燥不育果实。

3. 198

皂角刺 Chinese honeylocust spine

豆科植物皂荚 Gleditsia sinensis Lam. 的干燥棘刺。

3. 199

淡豆豉 fermented soybeam

豆科植物大豆 *Glycine max*（L.）Merr. 的成熟种子的发酵加工品。

3. 200

甘草 liquorice root

豆科植物甘草 *Glycyrrhiza uralensis* Fisch. 、胀果甘草 *Glycyrrhiza inflata* Bat. 或光果甘草 *Glycyrrhiza glabra* L. 的根及根茎。

3.200.1

生甘草 purified liquorice root

甘草除去杂质，洗净，润透并干燥的炮制加工品。

3.200.2

炙甘草 honey – broilled liquorice root

甘草按照蜜炙法制成的炮制加工品。

3.201

甘草梢 liquorice rootlet

豆科植物甘草 *Glycyrrhiza uralensis* Fisch. 、胀果甘草 *Glycyrrhiza inflata* Bat. 或光果甘草 *Glycyrrhiza glabra* L. 根的末梢部分或细根。

3.202

红芪 manyinflorescenced sweetvetch root

豆科植物多序岩黄芪 *Hedysarum polybotrys* Hand. – Mazz. 的干燥根。

3.203

补骨脂 malaytea scurfpea fruit

豆科植物补骨脂 *Psoralea corylifolia* L. 的干燥成熟果实。

3.204

葛根 kudzuvine root

豆科植物野葛 *Pueraria lobata*（Willd.）Ohwi 的干燥根。

3.205

葛花 kudzuvine flower

豆科植物野葛 *Pueraria lobata*（Willd.）Ohwi 的干燥花。

3.206

粉葛 lobed kudzuvine root

豆科植物甘葛藤 *Pueraria thomsonii* Benth. 的干燥根。

3.207

苦豆子 foxtail – like sophora seed

豆科植物苦豆子 *Sophora alopecuroides* L. 的干燥成熟种子。

3.208

苦参 lightyellow sophora root

豆科植物苦参 *Sophora flavescens* Ait. 的干燥根。

3.209

槐花 pagodatree flower

豆科植物槐 *Sophora japonica* L. 的干燥花及花蕾。

3.210

槐角 pagodatree pod

豆科植物槐 *Sophora japonica* L. 的干燥成熟果实。

3.211

山豆根 Vietnamese sophora root

豆科植物越南槐 *Sophora tonkinensis* Gagnep. 的干燥根及根茎。

3.212

鸡血藤 suberect spatholobus stem

豆科植物密花豆 *Spatholobus suberectus* Dunn 的干燥藤茎。

3.213

葫芦茶 tickclover

豆科植物葫芦茶 *Tadehagi triquetrum*（L.）Ohashi 的干燥全草。

3.214

胡芦巴 common fenugreek seed

豆科植物胡芦巴 *Trigonella foenum - graecum* L. 的干燥成熟种子。

3.215

绿豆 mung bean

豆科植物绿豆 *Phaseolus radiatus* L. 的干燥成熟种子。

3.216

绿豆衣 mung bean seed coat

豆科植物绿豆 *Phaseolus radiatus* L. 的干燥种皮。

3.217

赤小豆 rice bean

豆科植物赤小豆 *Phaseolus calcaratus* Roxb. 或赤豆 *Phaseolus angularis* Wight 的干燥成熟种子。

3.218

老鹳草 common heron's bill herb；wilford granesbill herb

牻牛儿苗科植物牻牛儿苗 *Erodium stephanianum* Willd.、老鹳草 *Geranium wilfordii* Maxim. 或野老鹳草 *Geranium carolinianum* L. 的干燥地上部分。

3.219

蒺藜 puncturevine caltrop fruit

蒺藜科植物蒺藜 *Tribulus terrestris* L. 的干燥成熟果实。

3.220

亚麻子 linseed

亚麻科植物亚麻 *Linum usitatissimum* L. 的干燥成熟种子。

3.221

巴豆 croton fruit

大戟科植物巴豆 *Croton tiglium* L. 的干燥成熟果实。

3.221.1

巴豆霜 defatted croton seed powder

巴豆按照制霜法制成的炮制加工品。

3.222

泽漆 sun euphorbia herb

大戟科植物泽漆 *Euphorbia helioscopia* L. 的干燥全草。

3.223

地锦草 creeping euphorbia

大戟科植物地锦 *Euphorbia humifusa* Willd. 或斑地锦 *Euphorbia maculata* L. 的干燥全草。

3. 224

甘遂 gansui root

大戟科植物甘遂 *Euphorbia kansui* T. N. Liou ex T. P. Wang 的干燥块根。

3. 225

千金子 caper euphorbia seed

大戟科植物续随子 *Euphorbia lathyris* L. 的干燥成熟种子。

3. 226

京大戟 peking euphorbia root

大戟科植物大戟 *Euphorbia pekinensis* Rupr. 的干燥根。

3. 227

余甘子 emblic leafflower fruit

大戟科植物余甘子 *Phyllanthus emblica* L. 的干燥成熟果实。

3. 228

叶下珠 common leafflower herb

大戟科植物叶下珠 *Phyllanthus urinaria* L. 的干燥全草。

3. 229

蓖麻子 castor seed

大戟科植物蓖麻 *Ricinus communis* L. 的干燥成熟种子。

3. 230

狼毒 Langdu Root

大戟科植物月腺大戟 *Euphorbia ebracteolata* Hayata 或狼毒大戟 *Euphorbia fischeriana* Steud. 的干燥根。

3. 231

透骨草 tuberculate speranskia herb

大戟科植物地构叶 *Speranskia tuberculata*（Bge.）Baill. 的干燥全草。

3. 232

枳实 immature orange fruit

芸香科植物酸橙 *Citrus aurantium* L. 及其栽培变种或甜橙 *Citrus sinensis* Osbeck 的干燥幼果。

3. 233

枳壳 orange fruit

芸香科植物酸橙 *Citrus aurantium* L. 及其栽培变种的干燥未成熟果实。

3. 234

陈皮 dried tangerine peel

芸香科植物橘 *Citrus reticulata* Blanco 及其栽培变种的干燥成熟果皮。

3. 235

青皮 green tangerine peel

芸香科植物橘 *Citrus reticulata* Blanco 及其栽培变种的干燥幼果或未成熟果实的果皮。

3. 236

橘红 red tangerine peel

芸香科植物橘 *Citrus reticulata* Blanco 及其栽培变种的干燥外层果皮。

3. 237

橘络 tangerine pith

芸香科植物橘 *Citrus reticulata* Blanco 及其栽培变种的果皮内层的筋络（维管束）。

3. 238

橘核 tangerine seed

芸香科植物橘 *Citrus reticulata* Blanco 及其栽培变种的干燥成熟种子。

3. 239

橘叶 tangerine leaf

芸香科植物橘 *Citrus reticulata* Blanco 及其栽培变种的干燥叶。

3. 240

化橘红 pummelo peel

芸香科植物化州柚 *Citrus grandis* 'Tomentosa' 或柚 *Citrus grandis* （L.）Osbeck 的未成熟或近成熟的干燥外层果皮。

3. 241

香橼 citron fruit

芸香科植物枸橼 *Citrus medica* L. 或香圆 *Citrus wilsonii* Tanaka 的干燥成熟果实。

3. 242

佛手 finger citron

芸香科植物佛手 *Citrus medica* L. var. *sarcodactylis* Swingle 的干燥果实。

3. 243

白鲜皮 densefruit pittany root – bark

芸香科植物白鲜 *Dictamnus dasycarpus* Turcz. 的干燥根皮。

3. 244

吴茱萸 medicinal evodia fruit

芸 香 科 植 物 吴 茱 萸 *Evodia rutaecarpa* （Juss.） Benth.、石 虎 *Evodia rutaecarpa* （Juss.） Benth. var. *officinalis* （Dode）Huang 或疏毛吴茱萸 *Evodia rutaecarpa* （Juss.）Benth. var. *bodinieri* （Dode）Huang 的干燥近成熟果实。

3. 245

九里香 murraya jasminorage

芸香科植物九里香 *Murraya exotica* L. 和千里香 *Murraya paniculata* （L.）Jack 的干燥叶和带叶嫩枝。

3. 246

黄柏 amur cork – tree

芸香科植物黄皮树 *Phellodendron chinensis* Schneid. 的干燥树皮。

3. 247

花椒 pricklyash peel

芸香科植物青椒 *Zanthoxylum schinifolium* Sieb. et Zucc. 或花椒 *Zanthoxylum bungeanum* Maxim. 的干燥成熟果皮。

3. 248

椒目 pricklyash seed

芸香科植物青椒 *Zanthoxylum schinifolium* Sieb. et Zucc. 或花椒 *Zanthoxylum bungeanum* Maxim. 的干燥成熟种子。

3. 249

两面针 shinyleaf pricklyash root

芸香科植物两面针 *Zanthoxylum nitidum*（Roxb.）DC. 的干燥根。

3. 250

关黄柏 northern Chinese amur cork – tree

芸香科植物黄檗 *Phellodendron amurense* Rupr. 的干燥树皮。

3. 251

鸦胆子 java brucea fruit

苦木科植物鸦胆子 *Brucea javanica*（L.）Merr. 的干燥成熟果实。

3. 252

苦木 Indian quassiawood

苦木科植物苦木 *Picrasma quassioides*（D. Don）Benn. 的干燥枝及叶。

3. 253

椿皮 tree – of – heaven bark

苦木科植物臭椿 *Ailanthus altissima*（Mill.）Swingle 的干燥根皮或干皮。

3. 254

乳香 frankincense

橄榄科植物乳香树 *Boswellia carterii* Birdw. 或同属数种植物皮部渗出的树脂。

3. 255

没药 myrrh

橄榄科植物没药树 *Commiphora myrrha* Engl. 或同属数种植物皮部渗出的油胶树脂。

3. 256

青果 Chinese white olive

橄榄科植物橄榄 *Canarium album* Raeusch. 的干燥成熟果实。

3. 257

苦楝皮 szechwan chinaberry bark

楝科植物川楝 *Melia toosendan* Sieb. et Zucc. 或楝 *Melia azedarach* L. 的干燥树皮及根皮。

3. 258

川楝子 Szechwan chinaberry fruit

楝科植物川楝 *Melia toosendan* Sieb. et Zucc. 的干燥成熟果实。

3. 259

远志 thinleaf milkwort root

远志科植物远志 *Polygala tenuifolia* Willd. 或卵叶远志 *Polygala sibirica* L. 的干燥根。

3. 260

五倍子 Chinese gall

漆树科植物盐肤木 *Rhus chinensis* Mill. 、青麸杨 *Rhus potaninii* Maxim. 或红麸杨 *Rhus punjabensis* Stew. var. *sinica*（Diels）Rehd. et Wils. 叶上主要由五倍子蚜 *Melaphis chinensis*（Bell）Baker 寄生而形成的虫瘿。

3. 261

干漆 dried lacquer

漆树科植物漆树 *Toxicodendron vernicifluum*（Stokes）F. A. Barkl. 的树脂经加工后的干燥品。

3.262

广枣 axillary choerospondias fruit

漆树科植物南酸枣 *Choerospondias axillaris*（Roxb.）Burtt et Hill 的干燥成熟果实。

3.263

龙眼肉 longan aril

无患子科植物龙眼 *Dimocarpus longan* Lour. 的假种皮。

3.264

荔枝核 lychee seed

无患子科植物荔枝 *Litchi chinensis* Sonn. 的干燥成熟种子。

3.265

娑罗子 buckeye seed

七叶树科植物七叶树 *Aesculus chinensis* Bge.、浙江七叶树 *Aesculus chinensis* Bge. var. *chekiangensis*（Hu et Fang）Fang 或天师栗 *Aesculus wilsonii* Rehd. 的干燥成熟种子。

3.266

岗梅 roughhaired holly root

冬青科植物岗梅 *Ilex asprella*（Hook. et Arn.）Champ. ex Benth. 的干燥根。

3.267

枸骨叶 Chinese holly leaf

冬青科植物枸骨 *Ilex cornuta* Lindl. ex Paxt. 的干燥叶。

3.268

苦丁茶 broadleaf holly leaf

冬青科植物枸骨 *Ilex cornuta* Lindl. ex Paxt. 或大叶冬青 *Ilex latifolia* Thunb. 等的干燥嫩叶。

3.269

毛冬青 pubescent holly root

冬青科植物毛冬青 *Ilex pubescens* Hook. et Arn. 的干燥根。

3.270

四季青 purpleflower holly leaf

冬青科植物冬青 *Ilex purpurea* Hassk. 的叶。

3.271

救必应 ovateleaf holly bark

冬青科植物铁冬青 *Ilex rotunda* Thunb. 的干燥树皮或根皮。

3.272

鬼箭羽 winged euonymus twig

卫矛科植物卫矛 *Euonymus alatus*（Thunb.）Sieb. 具翅状物的枝条或翅状附属物。

3.273

雷公藤 common threewingnut root

卫矛科植物雷公藤 *Tripterygium wilfordii* Hook. f. 的干燥根或根的木质部。

3.274

大枣 Chinese date

鼠李科植物枣 *Ziziphus jujuba* Mill. 的干燥成熟果实。

3.275

酸枣仁 spine date seed

鼠李科植物酸枣 *Ziziphus jujuba* Mill. var. *spinosa*（Bunge）Hu ex H. F. Chou 的干燥成熟种子。

3.276

白蔹 Japanese ampelopsis root

葡萄科植物白蔹 *Ampelopsis japonica*（Thunb.）Makino 的干燥块根。

3.277

蛇附子 hemsley rockvine root tuber

葡萄科植物三叶崖爬藤 *Tetrastigma hemsleyanum* Diels et Gilg. 的干燥块根。

3.278

冬葵子 cluster mallow seed

锦葵科植物冬葵 *Malva verticillata* L. 的干燥成熟种子。

3.279

芙蓉叶 cottonrose hibiscus leaf

锦葵科植物木芙蓉 *Hibiscus mutabilis* L. 的干燥叶。

3.280

梧桐子 phoenix tree seed

梧桐科植物梧桐 *Firmiana simplex*（L.）W. F. Wight 的干燥成熟种子。

3.281

胖大海 boat – fruited sterculia seed

梧桐科植物胖大海 *Sterculia lychnophora* Hance 的干燥成熟种子。

3.282

沉香 Chinese eaglewood wood

瑞香科植物白木香 *Aquilaria sinensis*（lour.）Gilg 含有树脂的木材。

3.283

芫花 lilac daphne flower bud

瑞香科植物芫花 *Daphne genkwa* Sieb. et Zucc. 的干燥花蕾。

3.284

祖师麻 girald daphne bark

瑞香科植物黄瑞香 *Daphne giraldii* Nitsche 的干燥根皮和茎皮。

3.285

了哥王 Indian stringbush root

瑞香科植物南岭荛花 *Wikstroemia indica*（L.）C. A. Mey. 的干燥根。

3.286

沙棘 seabuckthorn fruit

胡颓子科植物沙棘 *Hippophae rhamnoides* L. 的干燥成熟果实。

3.287

大风子 chaulmoogra seed

大风子科植物大风子 *Hydnocarpus anthelmintica* Pier. 的干燥成熟种子。

3.288

紫花地丁 tokyo violet herb

堇菜科植物紫花地丁 *Viola yedonensis* Makino 的干燥全草。

3. 289

西河柳 Chinese tamarisk twig

柽柳科植物柽柳 *Tamarix chinensis* Lour. 的干燥嫩枝叶。

3. 290

冬瓜子 Chinese waxgourd seed

葫芦科植物冬瓜 *Benincasa hispida*（Thunb.）Cogn. 的干燥成熟种子。

3. 291

冬瓜皮 Chinese waxgourd peel

葫芦科植物冬瓜 *Benincasa* hispida（Thunb.）Cogn. 的干燥外层果皮。

3. 292

土贝母 paniculate bolbostemma rhizome

葫芦科植物土贝母 *Bolbostemma paniculatum*（Maxim.）Franquet 的干燥块茎。

3. 293

西瓜霜 frost - like powder of watermelon

葫芦科植物西瓜 *Citrullus lanatus*（Thunb.）Matsumu. et Nakai 的成熟新鲜果实与皮硝制成的加工品。

3. 294

瓜蒂 muskmelon base

葫芦科植物甜瓜 *Cucumis melo* L. 的干燥果蒂。

3. 295

南瓜子 pumpkin seed

葫芦科植物南瓜 *Cucurbita moschata*（Duch.）Poiret 的干燥成熟种子。

3. 296

绞股蓝 fiveleaf gynostemma herb

葫芦科植物绞股蓝 *Gynostemma pentaphllam*（Thunb.）Makino 的干燥全草。

3. 297

丝瓜络 luffa vegetable sponge

葫芦科植物丝瓜 *Luffa cylindrica*（L.）Roem. 的干燥成熟果实的维管束。

3. 298

丝瓜叶 luffa vegetable leaf

葫芦科植物丝瓜 *Luffa cylindrica*（L.）Roem. 的干燥叶。

3. 299

木鳖子 cochinchina momordica seed

葫芦科植物木鳖 *Momordica cochinchinensis*（Lour.）Spreng. 的干燥成熟种子。

3. 300

罗汉果 grosvenor momordica fruit

葫芦科植物罗汉果 *Momordica grosvenori* Swingle 的干燥果实。

3. 301

瓜蒌 snakegourd fruit

葫芦科植物栝楼 *Trichosanthes kirilowii* Maxim. 或双边栝楼 *Trichosanthes rosthornii* Harms 的干燥成熟果实。

3.302

瓜蒌皮 snakegourd peel

葫芦科植物栝楼 *Trichosanthes kirilowii* Maxim. 或双边栝楼 *Trichosanthes rosthornii* Harms 的干燥成熟果皮。

3.303

瓜蒌子 snakegourd seed

葫芦科植物栝楼 *Trichosanthes kirilowii* Maxim. 或双边栝楼 *Trichosanthes rosthornii* Harms 的干燥成熟种子。

3.304

天花粉 snakegourd root

葫芦科植物栝楼 *Trichosanthes kirilowii* Maxim. 或双边栝楼 *Trichosanthes rosthornii* Harms 的干燥根。

3.305

使君子 rangooncreeper fruit

使君子科植物使君子 *Quisqualis indica* L. 的干燥成熟果实。

3.306

诃子 medicine terminalia fruit

使君子科植物诃子 *Terminalia chebula* Retz. 或绒毛诃子 *Terminalia chebula* Retz. var. *tomentella* Kurt. 的干燥成熟果实。

3.307

西青果 medicine terminalia's immature fruit

使君子科植物诃子 *Terminalia chebula* Retz. 或绒毛诃子 *Terminalia chebula* Retz. var. *tomentella* Kurt. 的干燥幼果。

3.308

丁香 clove

桃金娘科植物丁香 *Eugenia caryophyllata* Thunb. 的干燥花蕾。

3.309

母丁香 clove fruit

桃金娘科植物丁香 *Eugenia caryophyllata* Thunb. 的近成熟果实。

3.310

石榴皮 pomegranate rind

石榴科植物石榴 *Punica granatum* L. 的干燥果皮。

3.311

锁阳 songaria cynomorium herb

锁阳科植物锁阳 *Cynomorium songaricum* Rupr. 的干燥肉质茎。

3.312

山茱萸 asiatic cornelian cherry fruit

山茱萸科植物山茱萸 *Cornus officinalis* Sieb. et Zucc. 的干燥成熟果肉。

3.313

五加皮 slenderstyle acanthopanax bark

五加科植物细柱五加 *Acanthopanax gracilistylus* W. W. Smith 的干燥根皮。

3.314

刺五加 manyprickle acanthopanax

五加科植物刺五加 *Acanthopanax senticosus*（Rupr. et Maxim.）Harms 的干燥根及根茎或茎。

3.315

人参 ginseng

五加科植物人参 *Panax ginseng* C. A. Mey. 的干燥根及根茎。

3.316

野山参 wild ginseng

五加科植物人参 *Panax ginseng* C. A. Mey. 野生品的干燥根及根茎。

3.317

生晒参 sun – dried ginseng

五加科植物人参 *Panax ginseng* C. A. Mey. 栽培品经晒干或烘干的根及根茎。

3.318

红参 red ginseng

五加科植物人参 *Panax ginseng* C. A. Mey. 栽培品蒸制后的干燥根及根茎。

3.319

人参须 ginseng rootlet

五加科植物人参 *Panax ginseng* C. A. Mey. 的干燥细支根。

3.320

人参叶 ginseng leaf

五加科植物人参 *Panax ginseng* C. A. Mey. 的干燥叶。

3.321

竹节参 Japanese ginseng

五加科植物竹节参 *Panax japonicus* C. A. Mey. 的干燥根茎

3.322

三七 sanchi

五加科植物三七 *Panax notoginseng*（Burk.）F. H. Chen 的干燥根及根茎。

3.323

西洋参 American ginseng

五加科植物西洋参 *Panax quinquefolium* L. 的干燥根。

3.324

七叶莲 scandent schefflera stem and leaf

五加科植物鹅掌藤 *Schefflera arboricola* Hayata 的干燥茎叶。

3.325

通草 ricepaperplant pith

五加科植物通脱木 *Tetrapanax papyriferus*（Hook.）K. Koch 的干燥茎髓。

3.326

独活 doubleteeth pubescent angelica root

伞形科植物重齿毛当归 *Angelica pubescens* Maxim. f. *biserrata* Shan et Yuan 的干燥根。

3.327

白芷 dahurian angelica root

伞形科植物白芷 *Angelica dahurica*（Fisch. ex Hoffm.）Benth. et Hook. f. 或杭白芷 *Angelica dahurica*

（Fisch. ex Hoffm.）Benth. et Hook. f. var. *formosanan*（Boiss.）Shan et Yuan 的干燥根。

3. 328

当归 Chinese angelica

伞形科植物当归 *Angelica sinensis*（Oliv.）Diels 的干燥根。

3. 329

柴胡 Chinese thorowax root

伞形科植物柴胡 *Bupleurum chinense* DC. 或狭叶柴胡 *Bupleurum scorzonerifolium* Willd. 的干燥根。

3. 330

积雪草 Asiatic pennywort herb

伞形科植物积雪草 *Centella asiatica*（L.）Urb. 的干燥全草。

3. 331

明党参 medicinal changium root

伞形科植物明党参 *Changium smyrnioides* Wolff 的干燥根。

3. 332

蛇床子 common cnidium fruit

伞形科植物蛇床 *Cnidium monnieri*（L.）Cuss. 的干燥成熟果实。

3. 333

小茴香 fennel

伞形科植物茴香 *Foeniculum vulgare* Mill. 的干燥成熟果实。

3. 334

北沙参 coastal glehnia root

伞形科植物珊瑚菜 *Glehnia littoralis* Fr. Schmidt ex Miq. 的干燥根。

3. 335

川芎 szechwan lovage rhizome

伞形科植物川芎 *Ligusticum chuanxiong* Hort. 的干燥根茎。

3. 336

藁本 Chinese lovage root

伞形科植物藁本 *Ligusticum sinense* Oliv. 或辽藁本 *Ligusticum jeholense* Nakai et Kitag. 的干燥根茎及根。

3. 337

羌活 incised notopterygium rhizome or root

伞形科植物羌活 *Notopterygium incisum* Ting ex H. T. Chang 或宽叶羌活 *Notopterygium forbesii* Boiss. 的干燥根茎及根。

3. 338

前胡 hogfennel root

伞形科植物白花前胡 *Peucedanum praeruptorm* Dunn 的干燥根。

3. 339

防风 divaricate saposhnikovia root

伞形科植物防风 *Saposhnikovia divaricata*（Turcz.）Schischk. 的干燥根。

3. 340

鹿衔草 pyrola herb

鹿蹄草科植物鹿蹄草 *Pyrola calliantha* H. Andres 或普通鹿蹄草 *Pyrola decorata* H. Andres 的干燥

全草。

3.341

满山红 dahurian rhododendron leaf

杜鹃花科植物兴安杜鹃 *Rhododendron dauricum* L. 的干燥叶。

3.342

矮地茶 Japanese ardisia herb

紫金牛科植物紫金牛 *Ardisia japonica*（Thunb.）Blume 的干燥全草。

3.343

金钱草 christina loosestrife

报春花科植物过路黄 *Lysimachia christinae* Hance 的干燥全草。

3.344

柿叶 persimmon leaf

柿树科植物柿 *Diospyros kaki* Thunb. 的干燥叶。

3.345

柿蒂 persimmon calyx

柿树科植物柿 *Diospyros kaki* Thunb. 的干燥宿萼。

3.346

安息香 benzoin

安息香科植物白花树 *Styrax tonkinensis*（Pierre）Craib ex Hart. 的干燥树脂。

3.347

连翘 weeping forsythia capsule

木犀科植物连翘 *Forsythia suspensa*（Thunb.）Vahl 的干燥果实。

3.348

秦皮 ash bark

木犀科植物苦枥白蜡树 *Fraxinus rhynchophylla* Hance、白蜡树 *Fraxinus chinensis* Roxb.、尖叶白蜡树 *Fraxinus szaboana* Lingelsh. 或宿柱白蜡树 *Fraxinus stylosa* Lingelsh. 的干燥枝皮或干皮。

3.349

女贞子 glossy privet fruit

木犀科植物女贞 *Ligustrum lucidum* Ait. 的干燥成熟果实。

3.350

密蒙花 pale butterflybush flower

马钱科植物密蒙花 *Buddleja officinalis* Maxim. 的干燥花蕾及其花序。

3.351

马钱子 nux vomica

马钱科植物马钱 *Strychnos nux – vomica* L. 的干燥成熟种子。

3.351.1

制马钱子 prepared nux vomica

马钱子按照砂炒法制成的炮制加工品。

3.351.1.1

马钱子粉 prepared nux vomica powder

制马钱子粉碎，加适量淀粉，使士的宁含量符合规定，混匀制得的炮制加工品。

3.352

秦艽 largeleaf gentian root

龙胆科植物秦艽 *Gentiana macrophylla* Pall. 、麻花秦艽 *Gentiana straminea* Maxim. 、粗茎秦艽 *Gentiana crassicaulis* Duthie ex Burk. 或小秦艽 *Gentiana dahurica* Fisch. 的干燥根。

3.353

龙胆 Chinese gentian

龙胆科植物条叶龙胆 *Gentiana manshurica* Kitag. 、龙胆 *Gentiana scabra* Bge. 、三花龙胆 *Gentiana triflora* Pall. 或坚龙胆 *Gentiana rigescens* Franch. 的干燥根及根茎。

3.354

青叶胆 mile swertia herb

龙胆科植物青叶胆 *Swertia mileensis* T. N. Ho et W. L. Shih 的干燥全草。

3.355

藏茵陈 zangyinchen

龙胆科植物川西獐牙菜 *Swertia mussotii* Franch. 的干燥全草。

3.356

罗布麻叶 dogbane leaf

夹竹桃科植物罗布麻 *Apocynum venetum* L. 的干燥叶。

3.357

长春花 madagascar periwinkle herb

夹竹桃科植物长春花 *Catharanthus roseus*（L.）G. Don 的干燥全草。

3.358

络石藤 Chinese starjasmine stem

夹竹桃科植物络石 *Trachelospermum jasminoides*（Lindl.）Lem. 的干燥带叶藤茎。

3.359

白薇 blackend swallowwort root

萝摩科植物白薇 *Cynanchum atratum* Bge. 或蔓生白薇 *Cynanchum versicolor* Bge. 的干燥根及根茎。

3.360

白首乌 bunge swallowwort root tuber

萝摩科植物白首乌 *Cynanchum bungei* Decne. 的干燥块根。

3.361

徐长卿 paniculate swallowwort root

萝摩科植物徐长卿 *Cynanchum paniculatum*（Bge.）Kitag. 的干燥根及根茎。

3.362

白前 willowleaf swallowwort rhizome

萝摩科植物柳叶白前 *Cynanchum stauntonii*（Decne.）Schltr. ex Level. 或芫花叶白前 *Cynanchum glaucescens*（Decen.）Hand. – Mazz. 的干燥根茎及根。

3.363

香加皮 Chinese silkvine root – bark

萝摩科植物杠柳 *Periploca sepium* Bge. 的干燥根皮。

3.364

栀子 cape jasmine fruit

茜草科植物栀子 *Gardenia jasminoides* Ellis 的干燥成熟果实。

3.364.1

焦栀子 charred cape jasmine fruit

栀子按照炒焦法制成的炮制加工品。

3.365

白花蛇舌草 hedyotis herb

茜草科植物白花蛇舌草 *Oldenlandia diffusa*（Willd.）Roxb. 的干燥全草。

3.366

红大戟 knoxia root

茜草科植物红大戟 *Knoxia valerianoides* Thorel et Pitard 的干燥块根。

3.367

巴戟天 morinda root

茜草科植物巴戟天 *Morinda officinalis* How 的干燥根。

3.368

鸡矢藤 Chinese fevervine plant

茜草科植物鸡矢藤 *Paederia scandens*（Lour.）Merr. 的干燥地上部分。

3.369

茜草 Indian madder root

茜草科植物茜草 *Rubia cordifolia* L. 的干燥根及根茎。

3.370

小红参 Yunnan madder root

茜草科植物云南茜草 *Rubia yunnanensis*（Franch.）Diels 的干燥根。

3.371

钩藤 gambir plant

茜草科植物钩藤 *Uncaria rhynchophylla*（Miq.）Jacks.、大叶钩藤 *Uncaria macrophylla* Wall.、毛钩藤 *Uncaria hirsuta* Havil.、华钩藤 *Uncaria sinensis*（Oliv.）Havil. 或无柄果钩藤 *Uncaria sessilifructus* Roxb. 的干燥带钩茎枝。

3.372

菟丝子 dodder seed

旋花科植物菟丝子 *Cuscuta chinensis* Lam. 的干燥成熟种子。

3.373

丁公藤 obtuseleaf erycibe stem

旋花科植物丁公藤 *Erycibe obtusifolia* Benth. 或光叶丁公藤 *Erycibe schmidtii* Craib 的干燥藤茎。

3.374

牵牛子 pharbitis seed

旋花科植物裂叶牵牛 *Pharbitis nil*（L.）Choisy 或圆叶牵牛 *Pharbitis purpurea*（L.）Voigt 的干燥成熟种子。

3.375

紫草 arnebia root；gromwell root

紫草科植物新疆紫草 *Arnebia euchroma*（Royle）Johnst. 或内蒙紫草 *Arnebia guttata* Bunge 的干燥根。

3.376

紫珠 Taiwan beautyberry leaf

马鞭草科植物杜虹花 *Callicarpa pedunculata* R. Br 的干燥叶。

3.377

马鞭草 European verbena herb

马鞭草科植物马鞭草 *Verbena officinalis* L. 的干燥地上部分。

3.378

蔓荆子 shrub chastetree fruit

马鞭草科植物单叶蔓荆 *Vitex trifolia* L. var. *simplicifolia* Cham. 或蔓荆 *Vitex trifolia* L. 的干燥成熟果实。

3.379

连钱草 longtube ground ivy herb

唇形科植物活血丹 *Glechoma longituba*（Nakai）Kupr. 的干燥地上部分。

3.380

独一味 lamiophlomis herb

唇形科植物独一味 *Lamiophlomis rotata*（Benth.）Kudo 的干燥全草。

3.381

益母草 motherwort herb

唇形科植物益母草 *Leonurus japonicus* Houtt. 的新鲜或干燥地上部分。

3.382

茺蔚子 motherwort fruit

唇形科植物益母草 *Leonurus japonicus* Houtt. 的干燥成熟果实。

3.383

泽兰 hirsute shiny bugleweed herb

唇形科植物毛叶地瓜儿苗 *Lycopus lucidus* Turcz. var. *hirtus* Regel 的干燥地上部分。

3.384

薄荷 peppermint

唇形科植物薄荷 *Mentha haplocalyx* Briq. 的干燥地上部分。

3.385

香薷 Chinese mosla

唇形科植物石香薷 *Mosla chinensis* Maxim. 或江香薷 *Mosla chinensis* 'jiangxiangru' 的干燥地上部分。

3.386

紫苏叶 perilla leaf

唇形科植物紫苏 *Perilla frutescens*（L.）Britt. 的干燥叶（或带嫩枝）。

3.387

紫苏梗 perilla stem

唇形科植物紫苏 *Perilla frutescens*（L.）Britt. 的干燥茎。

3.388

紫苏子 perilla fruit

唇形科植物紫苏 *Perilla frutescens*（L.）Britt. 的干燥成熟果实。

3.389

广藿香 cablin potchouli herb

唇形科植物广藿香 *Pogostemon cablin*（Blanco）Benth. 的干燥地上部分。

3.390

夏枯草 common selfheal fruit – spike

唇形科植物夏枯草 *Prunlla vulgaris* L. 的干燥果穗。

3.391

冬凌草 blushred rabdosia leaf

唇形科植物碎米桠 *Rabdosia rubescens*（Hemsl.）Hara 的干燥全草。

3.392

石见穿 Chinese sage herb

唇形科植物华鼠尾草 *Salvia chinensis* Benth. 的干燥全草。

3.393

丹参 Danshen root

唇形科植物丹参 *Salvia miltiorrhiza* Bge. 的干燥根及根茎。

3.394

荔枝草 common sage herb

唇形科植物荔枝草 *Salvia plebeia* R. Br. 的干燥全草。

3.395

荆芥 fineleaf schizonepeta herb

唇形科植物荆芥 *Schizonepeta tenuifolia* Briq. 的干燥地上部分。

3.395.1

荆芥炭 parched fineleaf schizonepeta

荆芥按照炒炭法制成的炮制加工品。

3.396

荆芥穗 fineleaf schizonepeta ear

唇形科植物荆芥 *Schizonepeta tenuisfolia* Briq. 的干燥花穗。

3.397

黄芩 baical skullcap root

唇形科植物黄芩 *Scutellaria baicalensis* Georgi 的干燥根。

3.398

半枝莲 barbated skullcup herb

唇形科植物半枝莲 *Scutellaria barbata* D. Don 的干燥全草。

3.399

溪黄草 serrate rabdosia herb

唇形科植物线纹香茶菜 *Rabdosia lophanthoides*（Buch. – Ham. ex D. Don）Hara 的干燥全草。

3.400

藿香 wrinkled gianthyssop herb

唇形科植物藿香 *Agastache rugosa*（Fisch. et Mey.）O. Ktze. 的干燥地上部分。

3.401

辣椒 cayenne pepper

茄科植物辣椒 *Capsicum annuum* L. 或其栽培变种的干燥成熟果实。

3. 402

洋金花 datura flower

茄科植物白花曼陀罗 *Datura metel* L. 的干燥花。

3. 403

天仙子 henbane seed

茄科植物莨菪 *Hyoscyamus niger* L. 的干燥成熟种子。

3. 404

枸杞子 barbary wolfberry fruit

茄科植物宁夏枸杞 *Lycium barbarum* L. 的干燥成熟果实。

3. 405

地骨皮 Chinese wolfberry root – bark

茄科植物枸杞 *Lycium chinense* Mill. 或宁夏枸杞 *Lycium barbarum* L. 的干燥根皮。

3. 406

锦灯笼 franchet groundcherry fruit

茄科植物酸浆 *Physalis alkekengi* L. var. *franchetii*（Mast.）Makino 的干燥宿萼或带果实的宿萼。

3. 407

华山参 funneled physochlaina root

茄科植物漏斗泡囊草 *Physochlaina infundibularis* Kuang 的干燥根。

3. 408

白英 climbing nightshade herb

茄科植物白英 *Solanum lyratum* Thunb. 的干燥全草。

3. 409

龙葵 black nightshade herb

茄科植物龙葵 *Solanum nigrum* L. 的干燥全草。

3. 410

蜀羊泉 woody nightshade herb

茄科植物青杞 *Solanum septemlobum* Bunge 的干燥全草。

3. 411

胡黄连 figwortflower picrorhiza rhizome

玄参科植物胡黄连 *Picrorhiza scrophulariiflora* Pennell 的干燥根茎。

3. 412

地黄 rehmannia root

玄参科植物地黄 *Rehmannia glutinosa* Libosch. 的新鲜或干燥块根。

3. 413

鲜地黄 fresh rehmannia root

玄参科植物地黄 *Rehmannia glutinosa* Libosch. 的新鲜块根。

3. 414

生地黄 dried rehmannia root

玄参科植物地黄 *Rehmannia glutinosa* Libosch. 的干燥（缓缓烘焙至约八成干）块根。

3. 414. 1

熟地黄 prepared rehmannia root

生地黄按照蒸法或酒炖法制成的炮制加工品。

3.415

玄参 figwort root

玄参科植物玄参 *Scrophularia ningpoensis* Hemsl. 的干燥根。

3.416

凌霄花 trumpetcreeper flower

紫葳科植物凌霄 *Campsis grandifora*（Thunb.）K. Schum. 或美洲凌霄 *Campsis radicans*（L.）Seem. 的干燥花。

3.417

木蝴蝶 Indian trumpetflower seed

紫葳科植物木蝴蝶 *Oroxylum indicum*（L.）Vent. 的干燥成熟种子。

3.418

穿心莲 common andrographis herb

爵床科植物穿心莲 *Andrographis paniculata*（Burm. f.）Nees 的干燥地上部分。

3.419

青黛 natural indigo

爵床科植物马蓝 *Baphicacanthus cusia*（Nees）Bremek.、蓼科植物蓼蓝 *Polygonum tinctorium* Ait. 或十字花科植物菘蓝 *Isatis indigotica* Fort. 的叶或茎叶经加工制得的干燥粉末、团块或颗粒。

3.420

黑芝麻 black sesame

脂麻科植物脂麻 *Sesamum indicum* L. 的干燥成熟种子。

3.421

肉苁蓉 desertliving cistanche

列当科植物肉苁蓉 *Cistanche deserticola* Y. C. Ma 或管花肉苁蓉 *Cistanche tubulosa*（Schrenk）Wight 的干燥带鳞叶的肉质茎。

3.422

车前草 plantain herb

车前科植物车前 *Plantago asiatica* L. 或平车前 *Plantago depressa* Willd. 的干燥全草。

3.423

车前子 plantain seed

车前科植物车前 *Plantago asiatica* L. 或平车前 *Plantago depressa* Willd. 的干燥成熟种子。

3.424

金银花 honeysuckle flower

忍冬科植物忍冬 *Lonicera japonica* Thunb. 的干燥花蕾或带初开的花。

3.425

忍冬藤 honeysuckle stem

忍冬科植物忍冬 *Lonicera japonica* Thunb. 的干燥茎枝。

3.426

山银花 wild honeysuckle bud

忍冬科植物灰毡毛忍冬 *Lonicera macranthoides* Hand. - Mazz.、红腺忍冬 *Lonicera hypoglauca* Miq. 或华南忍冬 *Lonicera confusa* DC. 的干燥花蕾或带初开的花。

3.427

甘松 nardostachys root

败酱科植物甘松 *Nardostachys jatamansi* 的干燥根及根茎。

3.428

墓头回 diversifolious patrinia root

败酱科植物糙叶败酱 *Patrinia scabra* Bge. 或异叶败酱 *Patrinia heterophylla* Bge. 的干燥根。

3.429

败酱草 dahurian patrinia herb

败酱科植物黄花败酱 *Patrinia scabiosaefolia* Fisch. ex Link. 或白花败酱 *Patrinia villosa* Juss. 的干燥全草。

3.430

缬草 common valerian root

败酱科植物缬草 *Valeriana officinalis* L. 的干燥根及根茎。

3.431

续断 himalayan teasel root

川续断科植物川续断 *Dipsacus asperoides* C. Y. Cheng et T. M. Ai 的干燥根。

3.432

南沙参 fourleaf ladybell root

桔梗科植物轮叶沙参 *Adenophora tetraphylla*（Thunb.）Fisch. 或沙参 *Adenophora stricta* Miq. 的干燥根。

3.433

山海螺 lance asiabell root

桔梗科植物羊乳 *Codonopsis lanceolate* Benth. et Hook. 的根。

3.434

党参 tangshen

桔梗科植物党参 *Codonopsis pilosula*（Franch.） Nannf.、素花党参 *Codonopsis pilosula* Nannf. var. *modesta*（Nannf.）L. T. Shen 或川党参 *Codonopsis tangshen* Oliv. 的干燥根。

3.435

半边莲 Chinese lobelia herb

桔梗科植物半边莲 *Lobelia chinensis* Lour. 的干燥全草。

3.436

桔梗 platycodon root

桔梗科植物桔梗 *Platycodon grandiflorum*（jacq.）A. DC. 的干燥根。

3.437

牛蒡子 great burdock Achene

菊科植物牛蒡 *Arctium lappa* L. 的干燥成熟果实。

3.438

青蒿 sweet wormwood herb

菊科植物黄花蒿 *Artemisia annua* L. 的干燥地上部分。

3.439

刘寄奴 diverse wormwood herb

菊科植物奇蒿 *Artemisia anomala* S. Moore 的干燥地上部分。

3.440

艾叶 argy wormwood leaf

菊科植物艾 *Artemisia argyi* Levl. et Vant. 的干燥叶。

3.441

茵陈 virgate wormwood herb

菊科植物滨蒿 *Artemisia scoparia* Waldst. et kit. 或茵陈蒿 *Artemisia capillaris* Thunb. 的干燥地上部分。

3.442

紫菀 tatarian aster root

菊科植物紫菀 *Aster tataricus* L. f. 的干燥根及根茎。

3.443

苍术 atractylodes rhizome

菊科植物茅苍术 *Atractylodes lancea*（Thunb.）DC. 或北苍术 *Atractylodes chinensis*（DC.）Koidz. 的干燥根茎。

3.444

白术 largehead atractylodes rhizome

菊科植物白术 *Atractylodes macrocephala* Koidz. 的干燥根茎。

3.445

木香 common aucklandia root

菊科植物木香 *Aucklandia lappa* Decne. 的干燥根。

3.446

鬼针草 spanishneedles herb

菊科植物鬼针草 *Bidens bipinnata* L. 的全草。

3.447

鹤虱 common carpesium fruit

菊科植物天名精 *Carpesium abrotanoides* L. 的干燥成熟果实。

3.448

红花 safflower

菊科植物红花 *Carthamus tinctorius* L. 的干燥花。

3.449

鹅不食草 small centipeda herb

菊科植物鹅不食草 *Centipeda minima*（L.）A. Br. et Aschers. 的干燥全草。

3.450

菊苣 chicory herb

菊科植物毛菊苣 *Cichorium glandulosum* Boiss. et Huet 或菊苣 *Cichorium intybus* L. 的干燥地上部分或根。

3.451

大蓟 Japanese thistle herb；Japanese thistle root

菊科植物蓟 *Cirsium japonicum* Fisch. ex DC. 的干燥地上部分。

3.452

小蓟 field thistle herb

菊科植物刺儿菜 *Cirsium setosum*（Willd.）MB. 的干燥地上部分。

3.453

野菊花 wild chrysanthemum flower

菊科植物野菊 *Chrysanthemum indicum* L. 的干燥头状花序。

3.454

菊花 chrysanthemum flower

菊科植物菊 *Chrysanthemum morifolium* Ramat. 的干燥头状花序。

3.455

川木香 common vladimiria root

菊科植物川木香 *Vladimiria souliei*（Franch.）Ling 或灰毛川木香 *Vladimiria souliei*（Franch.）Ling var. *cinerea* Ling 的干燥根。

3.456

墨旱莲 yerbadetajo herb

菊科植物鳢肠 *Eclipta prostrata* L. 的干燥地上部分。

3.457

佩兰 fortune eupatorium herb

菊科植物佩兰 *Eupatorium fortunei* Turcz. 的干燥地上部分。

3.458

土木香 inula root

菊科植物土木香 *Inula helenium* L. 的干燥根。

3.459

旋覆花 inula flower

菊科植物旋覆花 *Inula japonica* Thunb. 或欧亚旋覆花 *Inula Britannica* L. 的干燥头状花序。

3.460

金沸草 inula herb

菊科植物条叶旋覆花 *Inula linariifolia* Turcz. 或旋覆花 *Inula japonica* Thunb. 的干燥地上部分。

3.461

雪莲花 snow lotus herb

菊科植物绵头雪莲花 *Saussurea laniceps* Hand. – Mazz.、鼠曲雪莲花 *Saussurea gnaphaloides*（Royle）Sch. – Bip.、水母雪莲花 *Saussurea medusa* Maxim. 的带花全株。

3.462

千里光 climbing groundsel herb

菊科植物千里光 *Senecio scandens* Buch. – Ham. 的干燥地上部分。

3.463

豨莶草 siegesbeckia herb

菊科植物豨莶 *Siegesbeckia orientalis* L.、腺梗豨莶 *Siegesbeckia pubescens* Makino 或毛梗豨莶 *Siegesbeckia glabrescens* Makino 的干燥地上部分。

3.464

水飞蓟 milk thistle

菊科植物水飞蓟 *Silybum marianum*（L.）Gaertn. 的干燥成熟果实。

3.465

一枝黄花 common goldenrod herb

菊科植物一枝黄花 *Solidago decurrens* Lour. 的新鲜或干燥全草。

3. 466

蒲芦 uniflower swisscentaury root

菊科植物祁州漏芦 *Rhaponticum uniflorum*（L.）DC. 的干燥根。

3. 467

蒲公英 dandelion

菊科植物蒲公英 *Taraxacum mongolicum* Hand. – Mazz.、碱地蒲公英 *Taraxacum sinicum* Kitag. 或同属数种植物的干燥全草。

3. 468

款冬花 common coltsfoot flower

菊科植物款冬 *Tussilago farfara* L. 的干燥花蕾。

3. 469

苍耳草 cocklebur herb

菊科植物苍耳 *Xanthium Sibiricum* Patr. 的干燥茎叶。

3. 470

苍耳子 Siberian cocklebur fruit

菊科植物苍耳 *Xanthium sibiricum* Patr. 的干燥成熟带总苞的果实。

3. 471

泽泻 oriental waterplantain rhizome

泽泻科植物泽泻 *Alisma orientalis*（Sam.）Juzep. 的干燥块茎。

3. 472

葱白 fistular onion stalk

百合科植物葱 *Allium fistulosum* L. 近根部的新鲜鳞茎。

3. 473

薤白 longstamen onion bulb

百合科植物小根蒜 *Allium macrostemon* Bge. 或薤 *Allium chinense* G. Don 的干燥鳞茎。

3. 474

大蒜 garlic

百合科植物大蒜 *Allium sativum* L. 的干燥鳞茎。

3. 475

韭菜子 tuber onion seed

韭子

百合科植物韭菜 *Allium tuberosum* Rottl. 的干燥成熟种子。

3. 476

芦荟 aloes

百合科植物库拉索芦荟 *Aloe barbadensis* Miller、好望角芦荟 *Aloe ferox* Miller 或其他同属近缘植物叶的汁液浓缩干燥物。

3. 477

知母 common anemarrhena rhizome

百合科植物知母 *Anemarrhena asphodeloides* Bge. 的干燥根茎。

3. 478

天冬 cochinchinese asparagus root

百合科植物天冬 *Asparagus cochinchinensis*（Lour.）Merr. 的干燥块根。

3. 479

芦笋 common reed shoot

百合科植物石刁柏 *Asparagus officinalis* L. 的嫩茎。

3. 480

湖北贝母 Hubei fritillary bulb

百合科植物湖北贝母 *Fritillaria hupehensis* Hsiao et K. C. Hsia 的干燥鳞茎。

3. 481

伊贝母 sinkiang fritillary bulb

百合科植物新疆贝母 *Fritillaria walujewii* Regel 或伊犁贝母 *Fritillaria pallidiflora* Schrenk 的干燥鳞茎。

3. 482

浙贝母 thunberg fritillary bulb

百合科植物浙贝母 *Fritillaria thunbergii* Miq. 的干燥鳞茎。

3. 483

川贝母 tendrilleaf fritillary bulb

百合科植物川贝母 *Fritillaria cirrhosa* D. Don、暗紫贝母 *Fritillaria unibracteata* Hsiao et K. C. Hsia、甘肃贝母 *Fritillaria przewalskii* Maxim.、梭砂贝母 *Fritillaria delavayi* Franch、太白贝母 *Fritillaria taipaiensis* P. Y. Li 或瓦布贝母 *Fritillaria unibracteata* Hsiao et K. C. Hsia var. *wabuensis*（S. Y. Tang et S. L. Yue）Z. D. Liu. S. Wang et S. C. Chen 的干燥鳞茎。

3. 484

平贝母 ussuri fritillary bulb

百合科植物平贝母 *Fritillaria ussuriensis* Maxim. 的干燥鳞茎。

3. 485

百合 lily bulb

百合科植物卷丹 *Lilium lancifolium* Thunb.、百合 *Lilium brownii* F. E. Brown var. *viridulum* Baker 或细叶百合 *Lilium pumilum* DC. 的干燥肉质鳞叶。

3. 486

山麦冬 liriope root tuber

百合科植物湖北麦冬 *Liriope spicata*（Thunb）Lour. var. *prolifera* Y. T. Ma 或短葶山麦冬 *Liriope muscari*（Decne.）Baily 的干燥块根。

3. 487

麦冬 dwarf lilyturf tuber

百合科植物麦冬 *Ophiopogon japonicus*（Thunb.）Ker – Gawl. 的干燥块根。

3. 488

重楼 paris root

百合科植物云南重楼 *Paris polyphylla* Smith var. *yunnanensis*（Franch.）Hand. – Mazz. 或七叶一枝花 *Paris polyphylla* Smith var. *chinensis*（Franch.）Hara 的干燥根茎。

3. 489

玉竹 fragrant solomonseal rhizome

百合科植物玉竹 *Polygonatum odoratum*（Mill.）Druce 的干燥根茎。

3. 490

黄精 solomonseal rhizome

百合科植物滇黄精 *Polygonatum kingianum* Coll. et Hemsl. 、黄精 *Polygonatum sibiricum* Red. 或多花黄精 *Polygonatum cyrtonema* Hua 的干燥根茎。

3. 491

万年青 omoto nipponlily rhizome

百合科植物万年青 *Rohdea japonica*（Thunb.）Roth 的根茎。

3. 492

菝葜 chinaroot greenbrier

百合科植物菝葜 *Smilax china* L. 的干燥根茎。

3. 493

土茯苓 glabrous greenbrier rhizome

百合科植物光叶菝葜 *Smilax glabra* Roxb. 的干燥根茎。

3. 494

藜芦 black falsehellebore root

百合科植物藜芦 *Veratrum nigrum* L. 的干燥根及根茎。

3. 495

百部 stemona root

百部科植物直立百部 *Stemona sessilifolia*（Miq.）Miq. 、蔓生百部 *Stemona japonica*（Bl.）Miq. 或对叶百部 *Stemona tuberosa* Lour. 的干燥块根。

3. 496

石蒜 shorttube lycoris bulb

石蒜科植物石蒜 *Lycoris radiata*（L'Herit.）Herb. 的鳞茎。

3. 497

仙茅 common curculigo rhizome

石蒜科植物仙茅 *Curculigo orchioides* Gaertn. 的干燥根茎。

3. 498

黄药子 airpotato yam tuber

薯蓣科植物黄独 *Dioscorea bulbifera* L. 的干燥块茎。

3. 499

粉萆薢 hypoglaucous collett yam rhizome

薯蓣科植物粉背薯蓣 *Dioscorea hypoglauca* Palibin 的干燥根茎。

3. 500

穿山龙 Japanese yam rhizome

薯蓣科植物穿龙薯蓣 *Dioscorea nipponica* Makino 的干燥根茎。

3. 501

山药 common yam rhizome

薯蓣科植物薯蓣 *Dioscorea opposita* Thunb. 的干燥根茎。

3. 502

射干 blackberrylily rhizome

鸢尾科植物射干 *Belamcanda chinensis*（L.）DC. 的干燥根茎。

3.503

西红花 saffron

鸢尾科植物番红花 *Crocus sativus* L. 的干燥柱头。

3.504

马蔺子 sword – like iris seed

鸢尾科植物马蔺 *Iris lactea* Pall. var. *chinensis*（Fisch.）Koidz. 的干燥成熟种子。

3.505

灯心草 common rush

灯心草科植物灯心草 *Juncus effusus* L. 的干燥茎髓。

3.506

鸭跖草 common dayflower herb

鸭跖草科植物鸭跖草 *Commelina communis* L. 的干燥地上部分。

3.507

谷精草 pipewort flower

谷精草科植物谷精草 *Eriocaulon buergerianum* Koern. 的干燥带花茎的头状花序。

3.508

薏苡仁 coix seed

禾本科植物薏苡 *Coix lacryma – jobi* L. var. *ma – yuan*（Roman.）Stapf 的干燥成熟种仁。

3.509

浮小麦 blighted wheat

禾本科植物小麦 *Triticum aestivum* L. 的干瘪轻浮的颖果。

3.510

麦芽 germinated barley

禾本科植物大麦 *Hordeum vulgare* L. 的成熟果实经发芽干燥而得的炮制加工品。

3.511

谷芽 millet sprout

禾本科植物粟 *Setaria italica*（L.）Beauv. 的成熟果实经发芽干燥而得的炮制加工品。

3.512

稻芽 rice – grain sprout

禾本科植物稻 *Oryza sativa* L. 的成熟果实经发芽干燥而得的炮制加工品。

3.513

糯稻根 glutinous rice root

禾本科植物糯稻 *Oryza sativa* L. var. *glutinosa* Matsum. 的干燥根茎及根。

3.514

玉米须 corn stigma

禾本科植物玉蜀黍 *Zea mays* L. 的花柱及柱头。

3.515

白茅根 lalang grass rhizome

禾本科植物白茅 *Imperata cylindrica* Beauv. var. *major*（Nees）C. E. Hubb. 的干燥根茎。

3.516

芦根 reed rhizome

禾本科植物芦苇 *Phragmites communis* Trin. 的新鲜或干燥根茎。

3.517

淡竹叶 lophatherum herb

禾本科植物淡竹叶 *Lophatherum gracile* Brongn. 的干燥茎叶。

3.518

天竺黄 tabasheer

天竹黄

禾本科植物青皮竹 *Bambusa textilis* McClure 或华思劳竹 *Schizostachyum chinense* Rendle 等秆内的分泌液干燥后的块状物。

3.519

竹茹 bamboo shavings

禾本科植物青秆竹 *Bambusa tuldoides* Munro、大头典竹 *Sinocalamus beecheyanus*（Munro）McClure var. *pubescens*P. F. Li 或淡竹 *Phyllostachys nigra*（Lodd.）Munro var. *henonis*（Mitf.）Stapf ex Rendle 的茎秆的干燥中间层。

3.520

竹沥 bamboo juice

禾本科植物青秆竹 *Bambusa tuldoides* Munro、大头典竹 *Sinocalamus beecheyanus*（Munro）McClure var. *pubescens* P. F. Li 或淡竹 *Phyllostachys nigra*（Lodd.）Munro var. *henonis*（Mitf.）Stapf ex Rendle 的新鲜竹杆经火烤灼而流出的淡黄色澄清液汁。

3.521

竹叶 bamboo leaf

禾本科植物淡竹 *Phyllostachys nigra*（Lodd.）Munro var. *henonis*（Mitf.）Stapf ex Rendle 的叶。

3.522

槟榔 areca seed

棕榈科植物槟榔 *Areca catechu* L. 的干燥成熟种子。

3.522.1

焦槟榔 charred areca seed

槟榔按照炒焦法制成的炮制加工品。

3.523

大腹皮 areca peel

棕榈科植物槟榔 *Areca catechu* L. 的干燥果皮。

3.524

血竭 dragon's blood

棕榈科植物麒麟竭 *Daemonorops draco* Bl. 果实渗出的树脂的加工品。

3.525

棕榈 fortune windmillpalm petiole

棕榈科植物棕榈 *Trachycarpus fortunei*（Hook. f.）H. Wendl. 的干燥叶柄。

3.525.1

棕榈炭 hermetic calcined fortune windmillpalm petiole

棕榈按照煅炭法制成的炮制加工品。

3.526

水菖蒲 Tibet sweetflag rhizome

藏菖蒲

天南星科植物藏菖蒲 *Acorus calamus* L. 的干燥根茎。

3.527

石菖蒲 grassleaf sweetflag rhizome

天南星科植物石菖蒲 *Acorus tatarinowii* Schott 的干燥根茎。

3.528

芋头 dasheen rhizome

天南星科植物芋 *Colocasia esculenta*（L.）Schott 的根茎。

3.529

千年健 obscured homalomena rhizome

天南星科植物千年健 *Homalomena occulta*（Lour.）Schott 的干燥根茎。

3.530

天南星 jackinthepulpit tuber

天南星科植物天南星 *Arisaema erubescens*（Wall.）Schott、异叶天南星 *Arisaema heterophyllum* Bl. 或东北天南星 *Arisaema amurense* Maxim. 的干燥块茎。

3.530.1

制天南星 prepared jackinthepulpit tuber

天南星按照煮法制成的炮制加工品。

3.530.1.1

胆南星 bile arisaema

制天南星的细粉与牛、羊或猪胆汁拌制，或生天南星细粉与牛、羊或猪胆汁经发酵制成的炮制加工品。

3.531

半夏 pinellia tuber

天南星科植物半夏 *Pinellia ternata*（Thunb.）Breit. 的干燥块茎。

3.531.1

法半夏 prepared pinellia tuber with liquorice root and limeliquor

半夏用甘草石灰液浸泡后干燥而成的炮制加工品。

3.531.2

姜半夏 prepared pinellia tuber with ginger and alumen

半夏用鲜姜或鲜姜、白矾共煮干燥而成的炮制加工品。

3.531.3

清半夏 prepared pinellize tuber with alumen

半夏与白矾共煮后干燥而成的炮制加工品。

3.531.4

半夏曲 fermented pinellia mess

半夏加生姜汁、白矾、六神曲、白面等制成的炮制加工品。

3.532

水半夏 whipformed typhonium tuber

天南星科植物鞭檐犁头尖 *Typhonium flagelliforme*（Lodd.）Bl. 的干燥块茎。

3.533

白附子 giant typhonium rhizome

天南星科植物独角莲 *Typhonium giganteum* Engl. 的干燥块茎。

3.534

浮萍 common ducksmeat herb

浮萍科植物紫萍 *Spirodela polyrrhiza*（L.）Schleid. 的干燥全草。

3.535

三棱 common burreed tuber

黑三棱科植物黑三棱 *Sparganium stoloniferum* Buch. – Ham. 的干燥块茎。

3.536

蒲黄 cattail pollen

香蒲科植物水烛香蒲 *Typha angustifolia* L. 、东方香蒲 *Typha orientalis* Presl 或同属植物的干燥花粉。

3.537

香附 nutgrass galingale rhizome

莎草科植物莎草 *Cyperus rotundus* L. 的干燥根茎。

3.538

红豆蔻 galanga galangal fruit

姜科植物大高良姜 *Alpinia galanga* Willd. 的干燥成熟果实。

3.539

草豆蔻 katsumada galangal seed

姜科植物草豆蔻 *Alpinia katsumadai* Hayata 的干燥近成熟种子。

3.540

高良姜 lesser galangal rhizome

姜科植物高良姜 *Alpinia officinarum* Hance 的干燥根茎。

3.541

益智 sharpleaf glangal fruit

姜科植物益智 *Alpinia oxyphylla* Miq. 的干燥成熟果实。

3.542

豆蔻 round cardamon fruit

白豆蔻

姜科植物白豆蔻 *Amomum kravanh* Pierre ex Gagnep. 和爪哇白豆蔻 *Amomum compactum* Soland. ex Maton 的干燥成熟果实。

3.543

草果 caoguo

姜科植物草果 *Amomum tsao – ko* Crevost et Lemaire 的干燥成熟果实。

3.544

砂仁 villous amomum fruit

姜科植物阳春砂 *Amomum villosum* Lour. 、绿壳砂 *Amomum villosum* Lour. var. *xanthioides* T. L. Wu et Senjen 或海南砂 *Amomum longiligulare* T. L. Wu 的干燥成熟果实。

3.545

莪术 zedoray rhizome

姜科植物蓬莪术 *Curcunma phaeocaulis* Val.、广西莪术 *Curcunma kwangsiensis* S. G. Lee et C. F. Ling 或温郁金 *Curcunma wenyujin* Y. H. Chen et C. Ling 的干燥根茎。

3.546

片姜黄 wenyujin concise rhizome

姜科植物温郁金 *Curcuma wenyujin* Y. H. Chen et C. Ling 的干燥根茎。

3.547

姜黄 turmeric

姜科植物姜黄 *Curcuma longa* L. 的干燥根茎。

3.548

郁金 trumeric root tuber

姜科植物温郁金 *Curcuma wenyujin* Y. H. Chen et C. Ling、姜黄 *Curcuma longa* L.、广西莪术 *Curcuma kwangsiensis* S. G. Lee et C. F. Liang 或蓬莪术 *Curcuma phaeocaulis* Val. 的干燥块根。

3.549

山柰 galanga resurrectionlily rhizome

姜科植物山柰 *Kaempferia galanga* L. 的干燥根茎。

3.550

生姜 fresh ginger

姜科植物姜 *Zingiber officinale* Rosc. 的新鲜根茎。

3.551

干姜 dried ginger

姜科植物姜 *Zingiber officinale* Rosc. 的干燥根茎。

3.551.1

炮姜 prepared dried ginger

干姜按照砂炒法制成的炮制加工品。

3.551.2

姜炭 parched dried ginger

干姜按照炒炭法制成的炮制加工品。

3.552

姜皮 ginger peel

姜科植物姜 *Zingiber officinale* Rosc. 的根茎外皮。

3.553

白及 common bletilla tuber

兰科植物白及 *Bletilla striata*（Thunb.）Reichb. f. 的干燥块茎。

3.554

山慈菇 appendiculate cremastra pseudobulb or common pleione pseudobulb

兰科植物杜鹃兰 *Cremastra appendiculate*（D. Don）Makino、独蒜兰 *Pleione bulbocodioides*（Franch.）Rolfe 或云南独蒜兰 *Plenione yunnanensis* Rolfe 的干燥假鳞茎。

3.555

石斛 dendrobium

兰科植物金钗石斛 *Dendrobium nobile* Lindl.、鼓槌石斛 *Dendrobium chrysotoxum* Lindl. 或流苏石斛

Dendrobium fimbriatum Hook. 的栽培品及同属植物近似种的新鲜或干燥茎。

3.556

天麻 tall gastrodia tuber

兰科植物天麻 *Gastrodia elata* Bl. 的干燥块茎。

3.557

饴糖 maltose

米、麦、粟或玉蜀黍等粮食经发酵糖化制成的加工品。

3.558

神曲 medicated leaven

辣蓼、青蒿、杏仁等药加入面粉或麸皮混和后，经发酵制成的曲剂。

3.559

百草霜 plant soot

稻草、麦秸、杂草燃烧后附于锅底或烟囱内的黑色烟灰。

3.560

冰片 borneol

合成龙脑

松节油、樟脑等制成的无色透明或白色半透明的片状松脆结晶。

4 动物药

4.1

地龙 earthworm

钜蚓科动物参环毛蚓 *Pheretima aspergillum*（E. Perrier）、通俗环毛蚓 *Pheretima vulgaris* Chen、威廉环毛蚓 *Pheretima guillelmi*（Michaelsen）或栉盲环毛蚓 *Pheretima pectinifera* Michaelsen 的干燥体。

4.2

水蛭 leech

水蛭科动物蚂蟥 *Whitmania pigra* Whitman、水蛭 *Hirudo nipponica* Whitman 或柳叶蚂蟥 *Whitmania acranulata* Whitman 的干燥全体。

4.3

石决明 abalone shell

鲍科动物杂色鲍 *Haliotis diversicolor* Reeve、皱纹盘鲍 *Haliotis discus hannai* Ino、羊鲍 *Haliotis ovina* Gmelin、澳洲鲍 *Haliotis ruber*（Leach）、耳鲍 *Haliotis asinina* Linnaeus 或白鲍 *Haliotis laevigata*（Donovan）的贝壳。

4.4

紫贝齿 arabic cowry shell

宝贝科动物蛇首眼球贝 *Erosaria caputserpentis*（Linnaeus）、山猫宝贝 *Cypraea lynx*（Linnaeus）或绶贝 *Mauritia arabica*（Linnaeus）的贝壳。

4.5

瓦楞子 arc shell

蚶科动物毛蚶 *Arca subcrenata* Lischke、泥蚶 *Arca granosa* Linnaeus 或魁蚶 *Arca inflata* Reeve 的贝壳。

4.6

珍珠 pearl

珍珠贝科动物马氏珍珠贝 *Pteria martensii*（Dunker）、蚌科动物三角帆蚌 *Hyriopsis cumingii*（Lea）

或褶纹冠蚌 *Cristaria plicata*（Leach）等双壳类动物受刺激形成的珍珠。

4.7

珍珠母 nacre

蚌科动物三角帆蚌 *Hyriopsis cumingii*（Lea）、褶纹冠蚌 *Cristaria plicata*（Leach）或珍珠贝科动物马氏珍珠贝 *Pteria martensii*（Dunker）的贝壳。

4.8

牡蛎 oyster shell

牡蛎科动物长牡蛎 *Ostrea gigas* Thunberg、大连湾牡蛎 *Ostrea talienwhanensis* Crosse 或近江牡蛎 *Ostrea rivularis* Gould 的贝壳。

4.9

蛤壳 clam shell

帘蛤科动物文蛤 *Meretrix meretrix* Linnaeus 或青蛤 *Cyclina sinensis* Gmelin 的贝壳。

4.10

海螵蛸 cuttlebone

乌贼科动物无针乌贼 *Sepiella maindroni* de Rochebrune 或金乌贼 *Sepia esculenta* Hoyle 的干燥内壳。

4.11

鼠妇 pillbug

潮虫科动物平甲虫 *Armadillidium vulgare*（Latreille）的干燥全体。

4.12

全蝎 scorpion

钳蝎科动物东亚钳蝎 *Buthus martensii* Karsch 的干燥体。

4.13

蜈蚣 centipede

蜈蚣科动物少棘巨蜈蚣 *Scolopendra subspinipes* mutilans L. Koch 的干燥体。

4.14

土鳖虫 ground beetle

䗪虫

鳖蠊科昆虫地鳖 *Eupolyphaga sinensis* Walker 或冀地鳖 *Steleophage plancyi*（Boleny）的雌虫干燥体。

4.15

桑螵蛸 mantis egg – case

螳螂科昆虫大刀螂 *Tenodera sinensis* Saussure、小刀螂 *Statilia maculata*（Thunberg）或巨斧螳螂 *Hierodula patellifera*（Serville）的干燥卵鞘。

4.16

蝼蛄 mole cricket

蝼蛄科昆虫华北蝼蛄（北方蝼蛄）*Gryllotalpa unispina* Saussure 或非洲蝼蛄（南方蝼蛄）*Gryllotalpa africana* Palisot et Besurois 的干燥全体。

4.17

蝉蜕 cicada slough

蝉科昆虫黑蚱 *Cryptotympana pustulata* Fabricius 的若虫羽化时脱落的皮壳。

4.18

九香虫 stink – bug

蝽科昆虫九香虫 *Aspongpus chinensis* Dallas 的干燥体。

4.19

雄蚕蛾 male silkworm moth

蚕蛾科昆虫家蚕 *Bombyx mori* Linnaeus 的雄性全虫。

4.20

僵蚕 stiff silkworm

蚕蛾科昆虫家蚕 *Bombyx mori* Linnaeus 4～5 龄的幼虫感染（或人工接种）白僵菌 *Beauveria bassiana*（Bals.）Vuillant 而致死的干燥体。

4.21

蚕砂 silkworm feces

蚕蛾科昆虫家蚕 *Bombyx mori* Linnaeus 的干燥粪便。

4.22

虻虫 gadfly

虻科昆虫复带虻 *Tabanus bivittatus* Matsumura 的雌虫体。

4.23

斑蝥 blister beetle

芫青科昆虫南方大斑蝥 *Mylabris phalerata* Pallas 或黄黑小斑蝥 *Mylabris cichorii* Linnaeus 的干燥体。

4.24

蜣螂 dung beetle

金龟子科昆虫屎壳螂 *Catharsius molossus* Linnaeus 的干燥体。

4.25

蜂蜜 honey

蜜蜂科昆虫中华蜜蜂 *Apis cerana* Fabricius 或意大利蜂 *Apis mellifera* Linnaeus 所酿的蜜。

4.26

蜂蜡 beeswax

蜜蜂科昆虫中华蜜蜂 *Apis cerana* Fabricius 或意大利蜂 *Apis mellifera* Linnaeus 分泌的蜡。

4.27

蜂胶 propolis

蜜蜂科昆虫意大利蜂 *Apis mellifera* Linnaeus 的干燥分泌物。

4.28

蜂房 wasp nest

胡蜂科昆虫果马蜂 *Polistes olivaceous*（DeGeer）、日本长脚胡蜂 *Polistes japonicus* Saussure 或异腹胡蜂 *Parapolybia varia* Fabricius 的巢。

4.29

蚂蚁 ant

蚁科动物丝光褐林蚁 *Formica fusca* Linnaeus 或拟黑多翅蚁 *Polyrhachis vicina* Roger. 等数种无毒蚂蚁的全体。

4.30

海浮石 bryozoatum

胞孔科动物脊突苔虫 *Costazia aculeata* Canu et Bassler 的干燥骨骼。

4.31

海参 sea cucumber

刺参科动物刺参 *Stichopus japonicus* Selenka 的干燥体。

4.32

海马 sea horse

海龙科动物线纹海马 *Hippocampus kelloggi* Jordan et Snyder、刺海马 *Hippocampus histrix* Kaup、大海马 *Hippocampus kuda* Bleeker、三斑海马 *Hippocampus trimaculatus* Leach 或小海马（海蛆）*Hippocampus japonicus* Kaup 的干燥体。

4.33

海龙 pipefish

海龙科动物刁海龙 *Solenognathus hardwickii*（Gray）、拟海龙 *Syngathoides biaculeatus*（Bloch）或尖海龙 *Syngnathus acus* Linnaeus 的干燥体。

4.34

蟾皮 toad skin

蟾蜍科动物中华大蟾蜍 *Bufo bufo gargarizans* Cantor 或黑眶蟾蜍 *Bufo melanostictus* Schneider 的皮。

4.35

蟾酥 toad venom

蟾蜍科动物中华大蟾蜍 *Bufo bufo gargarizans* Cantor 或黑眶蟾蜍 *Bufo melanostictus* Schneider 的干燥分泌物。

4.36

龟甲 tortoise carapace and plastron

龟科动物乌龟 *Chinemys reevesii*（Gray）的背甲及腹甲。

4.37

鳖甲 turtle carapace

鳖科动物鳖 *Trionyx sinensis* Wiegmann 的背甲。

4.38

蛤蚧 tokay gecko

壁虎科动物蛤蚧 *Gekko gecko* Linnaeus 的干燥体。

4.39

壁虎 gecko

壁虎科动物无蹼壁虎 *Gekko swinhoana* Guenther、无疣壁虎 *Gekko subpalmatus* Guenther 或其他数种壁虎的干燥全体。

4.40

蛇蜕 snake slough

游蛇科动物黑眉锦蛇 *Elaphe taeniura* Cope、锦蛇 *Elaphe carinata*（Guenther）或乌梢蛇 *Zaocys dhumnades*（Cantor）等蜕下的干燥表皮膜。

4.41

乌梢蛇 black – tail snake

游蛇科动物乌梢蛇 *Zaocys dhumnades*（Cantor）的干燥体。

4.42

蛇胆 snake gall

游蛇科动物乌梢蛇 *Zaocys dhumnades*（Cantor）或其他种蛇的胆囊。

4.43

金钱白花蛇 coin – like white – banded snake

眼镜蛇科动物银环蛇 *Bungarus multicinctus* Blyth 的幼蛇干燥体。

4.44

蕲蛇 long – nosed pit viper

蝰科动物五步蛇 *Agkistrodon acutus*（Güenther） 的干燥体。

4.45

鸡内金 chicken's gizzard – skin

雉科动物家鸡 *Gallus gallus domesticus* Brisson 的干燥沙囊内壁。

4.46

鸡子黄 chicken's egg – yolk

雉科动物家鸡 *Gallus gallus domesticus* Brisson 的蛋黄。

4.47

凤凰衣 chicken's eggshell – membrane

雉科动物家鸡 *Gallus gallus domesticus* Brisson 的卵壳内膜。

4.48

燕窝 swiftlet nest

雨燕科动物金丝燕 *Collocalia esculenta* Linnaeus 的唾液与绒羽等混合凝结所筑成的巢窝。

4.49

刺猬皮 hedgehog skin

刺猬科动物刺猬 *Erinaceus europaeus* Linnaeus 或短刺猬 *Hemiechinus dauuricus* Sundevall 的皮。

4.50

夜明砂 bat feces

蝙蝠科动物东方蝙蝠 *Vespertilio superans* Thomas 等多种蝙蝠的干燥粪便。

4.51

猴枣 monkey bezoar

猴科动物猕猴 *Macaca mulatta* Zimmermann 等的肠胃结石。

4.52

血余炭 carbonized hair

人发制成的碳化物。

4.53

紫河车 human placenta

健康人的干燥胎盘。

4.54

狗鞭 dog testes and penis

犬科动物雄性家狗 *Canis familiaris* Linnaeus 带睾丸的阴茎。

4.55

海狗肾 ursine seal testes and penis

海狗科动物海狗 *Callorhinus ursins* Linnaeus 或海豹科动物海豹 *Phoca vitulina* Linnaeus 的雄性外生殖器。

4.56

阿胶 ass – hide gelatin

马科动物驴 *Equus asinus* Linnaeus 的干燥皮或鲜皮经煎煮、浓缩制成的固体胶。

4.57

猪胆 pig gall

猪科动物猪 *Sus scrofa domestica* Brisson. 的胆汁。

4.58

猪肤 pig skin

猪科动物猪 *Sus scrofa domestica* Brisson. 的皮肤。

4.59

猪肚 pig tripe

猪科动物猪 *Sus scrofa domestica* Brisson. 的胃。

4.60

鹿茸 pilose antler

鹿科动物梅花鹿 *Cervus nippon* Temminck 或马鹿 *Cervus elaphus* Linnaeus 的雄鹿未骨化密生茸毛的幼角。

4.61

鹿角 deer antler

鹿科动物马鹿 *Cervus elaphus* Linnaeus 或梅花鹿 *Cervus nippon* Temminck 已骨化的角或锯茸后翌年春季脱落的角基。

4.61.1

鹿角胶 deer – antler gelatin

鹿角经水煎煮、浓缩制成的固体胶。

4.61.2

鹿角霜 degelatined deer – antler

鹿角熬去胶质的角块。

4.62

牛黄 cow – bezoar

牛科动物牛 *Bos taurus domesticus* Gmelin 的干燥胆结石。

4.63

水牛角 buffalo horn

牛科动物水牛 *Bubalus bubalis* Linnaeus 的角。

4.64

山羊角 goat horn

牛科动物青羊 *Naemorhedus goral* Hardwicke 的角。

4.65

人工牛黄 artificial cow – bezoar

牛胆粉、胆酸、猪去氧胆酸、牛磺酸、胆红素、胆固醇、微量元素等的加工制成品。

汉语拼音索引

E

F

J

K

L

M

N

O

P

Q

Y

英文对应词索引

A

B

C

D

E

F

G

H

I

M

N

O

P

Q

R

S

T

U

V

W